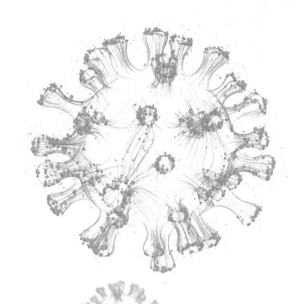

腸道細菌與
新冠病毒面面觀

腸道細菌既能影響免疫系統的運作
更能透過諸多手段阻礙及減少新冠病毒對人體的損害

姚紀高 著

Ｃ文經社

飄浮的病毒，「疫」動的人心

　　在本世紀短短二十年中相繼出現的「嚴重急性呼吸綜合症冠狀病毒」（SARS-CoV，2003年）、「中東呼吸綜合症冠狀病毒」（MERS-CoV，2012年）和「嚴重急性呼吸綜合症冠狀病毒2」（SARS-CoV-2，2019年），乃是目前已知的三種人類高致病性冠狀病毒。

　　由SARS-CoV-2引起的新型冠狀病毒疾病（Corona Virus Disease, 簡稱COVID-19），2019年12月最早現蹤於中國大陸武漢。迄今為止，新冠病毒疾病已在全球累計逾六億七百萬名確診個案，其中超過六百五十萬人死亡，目前數字每天仍在持續增加中。

SARS-CoV-2 非但不像 SARS-CoV 和 MERS-CoV 那樣不戀棧人類，很快就遠颺而去，甚至這兩年多來還變本加厲在全球到處耀武揚威！原因顯然是與病毒本身具有較高的突變率和無症狀的傳播率有關。

另外，由於吾人全身存在一扇病毒進入的大門──血管緊張素轉換酶 2（ACE2）受體，所以不光是肺部，幾乎任何組織器官都有可能受到破壞或影響，這或也是 SARS-CoV-2 不易被遏止的因素吧！

在可預見的未來，與 COVID-19 和 SARS-CoV-2 相關的疾病，勢必會成為我們日常生活的一部份，故除了疫苗研製外，還需要開發出新的治療方法，來應對這個難纏的病魔！

本書彙整了這兩年的中外科研文獻，從不同的面向來介紹腸道細菌與新冠病毒雙方的關係，旨在強調筆者一貫宣導的「腸治久安」之道理也。吾人深信靶向腸道細菌，多少也可找出幾帖輔助療方來才對！

　　這本書最後所著墨的「新冠共病症療法＊」，乃是因筆者對自然醫學和微生態學的偏愛，欲藉此分享讀者並提供參處而已，尚祈指正。是為序。

充電站

共病症（Comorbidity）乃指病人在接受治療和研究的主診斷之外，其它已經存在且會對主診斷疾病產生影響的疾病狀況。

目 次

第二篇

烽火遍地起的新冠肺炎

更多了解 COVID-19

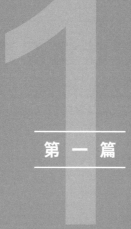

第 一 篇

看不到終點的
新冠疫情

人類永遠也無法完全擺脫全球性流行病,其根本原因就
在於進化和生態。新型冠狀病毒的出現可不是天災,這
場突如其來的疫情風暴,只有等待人類與病毒雙方找到
平衡點,和平相處,方有可能止息下來的。

新型冠狀病毒素描

　　病毒是比細菌還小的微生物，一般顯微鏡是看不到的，必須要使用電子顯微鏡才行。其實，病毒只不過是一段由蛋白質所包圍的核酸（DNA或 RNA）而已，有各自的形狀和大小，它們必須寄生在活的細胞，才能生存複製下去。

　　冠狀病毒（Coronavirus）乃是一大類病毒，在電鏡下呈現球狀或橢圓形狀，因外觀具有囊狀

膠原纖維突出，形似皇冠狀，因而稱為冠狀病毒。而現命名為 SARS-CoV-2 的新型冠狀病毒，全稱就是嚴重急性呼吸道綜合症冠狀病毒 2（Severe Acute Respiratory Syndrome Coronavirus 2），其與 2003 年引起非典疫情的病毒（SARS-CoV）具有遺傳相似性，惟自然來源和中間宿主，迄今並不明確，沒有定論。

新型冠狀病毒可透過人類上呼吸道入侵體內，以多種細胞表面表現的血管緊張素轉化酶 2（ACE2）為受體達到感染，肺部、心臟和腎臟等都是主要的受害器官。它造成了在 2019 年底爆發的嚴重特殊傳染性肺炎（世衛組織定名為 COVID-19），其典型的表現包括發燒、咳嗽、疲勞、肺炎以及味覺或嗅覺喪失，而嚴重病例通常表現出呼吸、肝臟、胃腸道和神經系統併發症，最終導致住院和死亡。

新型冠狀病毒自 2019 年 12 月在中國大陸武

漢地區出現後，由於大規模的人類干預（譬如隔離手段和疫苗施打等），病毒為了生存一再改變基因結構，閃躲追殺！從 2020 年 9 月英國出現 Alph 變異株開始，到 2021 年 11 月在南非發現的 Omicron 株，已變來變去好幾代了，這場突如其來的疫情風暴，只有等待人類與病毒雙方找到平衡點，和平相處，方有可能止息下來。

新冠肺炎應對做法

　　自新冠肺炎（COVID-19）肆虐全球以來，已
逾六百五十萬人死亡，人數直追可怕的 1918 年西
班牙大流感，無疑是當下最嚴重的公共衛生危機！

　　儘管新冠肺炎是由「嚴重急性呼吸道綜合症
冠狀病毒 2」（SARS-CoV-2）單一病毒引起的，
人類微生物組（Microbiome）整體卻與疾病息息
相關，這由罹患時的胃腸道表現或病毒在腸內的

持續存在等情況即可證明。今天應對這百年一遇的疫情是需要協調方家，群策群力，廣植疫苗，全民配合或始克厥功的。

微生物中心聯盟（MCC）＊即在 2020 年 12 月 1 日的美國微生物學會的期刊《mSystems》上，提出了四個做法，希望借重美國八十多家微生物組中心的優勢和經驗，來幫助對抗新冠肺炎。茲摘要其內容如下列：

- 微生物組中心聯盟提供自身平台，協調臨床和生態研究，幫忙解決實際困難，並促進微生物與新冠肺炎研究間的互動。
- 協調微生物組在新冠病毒感染中的角色與病理研究，開發微生物組導向的預防和治療方法。
- 幫助實驗室及相關機構進行臨床測試，協議不同地方的實驗室建立監管條例及測試規程等。
- 協調支援非臨床性研究，包括環境採樣與檢測，以及新冠病毒在公共空間的持續追蹤。

● 協助與公眾的溝通，介導盟友和公眾了解相關研究和工作。

充電站

2019 年 6 月，美國二十八家微生物組中心的五十多名專家代表，齊聚加州大學 Irvine 分校，他們為促進微生物組這一領域的發展，創建了微生物組中心聯盟（Microbiome Centers Consortium，簡稱 MCC），搭起一座橫跨學科的橋樑，來為更全面的微生物組研究鋪平道路。

新冠肺炎與
血管緊張素轉化酶 2

　　血管緊張素轉化酶 2（Angiotensin-converting enzyme 2，簡稱 ACE2）是新冠病毒入侵人體細胞的主要受體，一種能表現於上呼吸道、肺、心臟、肝臟、腎臟與腸道等組織細胞表面的膜蛋白。

　　本文根據歐洲《老齡化研究評論》（Ageing Research Reviews）和《腸胃病學》（Gastroenterology）等期刊的報導，綜述一下

ACE2 在新冠肺炎上的關鍵作用：

- 腸道細胞系中 ACE2 的表現量和活性顯著高於包括肺在內的其它組織，可能介導新冠肺炎患者的胃腸道症狀；但腸道微生物群亦可抑制或降低結腸 ACE2 的表現。

- 新冠病毒的感染脫落（shedding）或抵消了 ACE2，能促進腸漏綜合症的發生、升高血漿中細菌脂多糖（Lipopolysaccharide）和／或肽聚糖（Peptidoglycan）含量、改變腸道微生態結構並惡化全身炎症。

- ACE2 是腎素—血管緊張素系統 * 的平衡劑，可抵消血管緊張素 II（angiotensin II）的有害影響。病毒感染後的失衡或耗盡，其對心血管、腎臟和肺系統的保護作用就會減弱。

- 新冠病毒感染引起的 ACE2 通路下調，功能降低，乃是新冠肺炎患者與代謝障礙年齡相關的合併症患者預後不良的關鍵因素。

充 電 站

腎素—血管緊張素系統（Renin-angiotensin system，簡稱 RAS）是由腎素、血管緊張素轉化酶及血管緊張素原組成，是體內調掌水、電解質、體液平衡和血壓的重要系統。

腸菌與疫苗

　　這幾十年來探討腸道細菌與免疫系統關係的科學文獻不計其數，咸認平衡和多樣化的腸道菌叢，乃是維護宿主免疫功能正常運作的關鍵一環。所以，若說腸道細菌會影響宿主對疫苗的免疫反應，那也是合理的。

　　免疫學告訴我們，疫苗的原理是將死亡或減弱的病毒或細菌等或其代謝產物引進身體內，免

疫系統在發現後就會產生針對該抗原的保護性抗體。換言之，身體將擁有對抗病原體的抗體，並準備好了如果再接觸到它時，免疫部隊知道如何對抗，而且一生當中都不會再遭受這種病原體所帶來的疾病。

科學家們研究腸道細菌與疫苗反應之間的相互作用，大家得出的一個結論就是：不健康的腸道細菌組合會使疫苗的效力降低！

腸道微生態失調會導致炎症，這即意味著更多的細菌細胞會通過受損的腸道內壁，從而刺激進一步的免疫系統反應。即因腸道的滲漏，免疫系統為對付這些通過腸漏的細菌細胞，已忙得焦頭爛額，沒有餘力再專注於針對疫苗做出反應，故會使得施打疫苗可能沒有那麼有效果了。

而當一個人對疫苗產生意外的免疫反應（例如過敏反應）時，這也很有可能就是腸道通透性

改變所造成的。

　　國際專家建議新冠疫苗需要接種的次數，主要考慮的乃是劑量安全，而不是效果問題，除非病毒變種，必須修飾疫苗，或者疫苗的免疫原性 * 受損問題（有很多因素都會影響免疫原性），否則依據上述疫苗的工作原理，就算兩劑間隔施打的時間拉長了，疫苗效力仍然是存在的，何況抗體若已一點都測不出來，體內還會有大量的免疫記憶細胞呢！

充 電 站

免疫原性（Immunogenicity ）是指某抗原或其表位能作用於 T 細胞、B 細胞的抗原識別受體，進而誘導機體產生體液和 / 或細胞介導免疫反應的特性。

腸道菌群
影響新冠疫苗的效果

　　我們已知，腸道微生物群在調節宿主免疫反應中起著關鍵作用。香港中文大學在英國《腸道》（Gut）期刊發表一項研究，觀察了接受滅活疫苗科興（CoronaVac）和信使脫氧核糖核酸（messenger RNA）疫苗 BNT 的成人腸道菌叢組成，與免疫反應和不良事件的關係。

　　他們在基線（第一劑疫苗後三天內）和第二劑

疫苗施打後一個月，收集一百三十八名新冠肺炎疫苗接種者（三十七名科興和一百零一名BNT）的糞便樣本，進行了比較研究，結果發現：

- 證明基線腸道微生物群組成，可預測對疫苗的免疫反應與疫苗相關的不良事件。

- 在滅活疫苗高反應者中，青春型雙歧桿菌（Bifidobacterium adolescentis）等腸菌以及菌群碳水化合物代謝相關通路的富集，與較高的抗體水準相關。顯然這類細菌或能作為一種佐劑，用來克服滅活疫苗的免疫力減弱和衰退。

- 具有鞭毛和菌毛的直腸優桿菌（Eubacterium rectale）和糞桿菌（Roseburia faecis）的相對豐度較高，這與對BNT疫苗的較高抗體反應有關。

- 兩種疫苗接種後與不良事件較少相關的集群，在其基線腸道微生物組裡，具有較高豐度的體普雷沃氏菌（Prevotella copri）和兩種巨型單胞菌（Megamonas funiformis和M.

hypermegale），表明它們可能在宿主免疫反應中都發揮了抗炎作用。

● 身體質量指數（BMI）會影響腸道有益菌對滅活疫苗免疫反應的作用，也就是說 BMI 與中和抗體反應呈負相關。

　　這項研究提示了：若以微生物群為目標的干預措施，不僅可以優化對新冠疫苗的免疫反應，還能最大限度地減少與疫苗相關的副作用，並增強了保護的持久性。

天生對新冠病毒免疫
的人群

　　君不見有很多人小心翼翼保護自己，疫苗也打了好幾劑，無奈新冠病魔還是找上門來了；反而有些人老神在在，沒打疫苗或打不滿，卻好像有金剛不壞之身，能拒病毒於千里之外！

　　英國有項試驗：研究人員招募三十六名年輕健康且尚未感染或施打疫苗的志願者，去刻意接觸新冠病毒。結果顯示了只有一半受試者確診（連

續 2 次 PCR 檢測都呈陽性）；在未感染者中，大約僅有一半短暫檢測出低病毒含量，這意味著免疫系統迅速阻止了感染。

現科學家已致力於探索那些像是永遠不會得新冠肺炎者的背後原因，也就是所謂的 Never Covid 群體。《科學報告》（Scientific Reports）期刊上有篇美國學者的研究即謂：由於之前接觸過流感病毒和巨細胞病毒，許多人體內可能存在新冠病毒反應性 T 細胞。

該文提到，在從未接觸過新冠病毒的人中，大約泰半具有一定程度的 T 細胞反應性，這表示部分研究對象似乎有能力識別病毒某部分的免疫細胞，故可能使他們在對抗感染方面具有優勢。

的確，我們的免疫系統是抵抗感染的主要防線：一是先天免疫反應（又稱固有免疫），只要人體發現任何外來入侵者，便會即刻予以迎頭狙擊。

二是後天免疫反應（也稱獲得性免疫），這種特異免疫反應若足夠強大，那身體就會對感染有記憶，而為未來適時提供了保護。

美國《科學免疫學》（Science Immunology）月刊發表的一項研究也另外表明了：由共生微生物的抗原刺激引起的 T 細胞交叉反應，可能是塑造對新冠病毒預存免疫的一個重要因素。

當然那些能夠抑制感染，阻止病毒扎根或擴散嚴重的人，他們免疫力好，百毒不侵，除了預先存在的反應性 T 細胞外，或也是拜基因遺傳的不同所賜吧！

看不到盡頭的新冠疫情

　　這兩年多來新冠病魔張牙舞爪，橫掃全球，仿佛世界末日就要到來！這股聲勢浩蕩的新冠疫情，究竟將會以何種方式收尾或退場呢？

　　英國《自然》（Nature）期刊上就有長篇大論這個問題，文章中給出了新冠病毒未來可能的幾個走向：

- 未來演變或就像麻疹病毒一樣，有免疫逃脫能力，依然還會存在。這種發展對新冠病毒是有利的，但也最不可能出現。

- 有可能朝呼吸道融合病毒＊方向演化。融合病毒並無啥治療藥物和預防疫苗，每年都會有變異株的流行，惟大部分病例都不算嚴重。

- 另一個進化方向就是像流感那樣長期存在。目前 Omicron 變異株當家，雖傳播力道強，但確診病例卻大多為輕症，這或即是新冠病毒朝流感病毒方向改變的轉折點。

- 最不好的結局則是與其它冠狀病毒重組，致病性增強，變得更加危險，甚至是讓現在的疫苗失去效應。

　　吾人須知，新冠病毒很聰明，深諳如何去生存和適應自身，其方式就是不斷變異，毒性趨弱，逃脫免疫；傳播性增強，致病率降低，這就是它們進化的法則與特徵。

古人有謂「大疫不過三年」。根據當前的疫情實況，流行病學家大都認同新冠病毒會走向流感化，最後很可能成為第五種能在人體中永遠存在的冠狀病毒＊，終將無法被根除！

充電站

＊人類呼吸道融合病毒（Respiratory Syncytical Virus，簡稱 RSV）屬副黏液病毒科，是造成嬰幼兒和老年人嚴重下呼吸道感染的主要原因，其中對嬰幼兒的威脅最為明顯。

＊另外四種人類冠狀病毒乃是 HCoV-229E、HCoV-HKU1、HCoV-OC43、HCoV-NL63，渠等已經在人群中傳播至少幾十年了，只不過導致的症狀均較輕微而已。

＊迄今已知可以感染人類的冠狀病毒，除前述四種外，還有 2002 年的嚴重急性呼吸道綜合症冠狀病毒（SARS-CoV）與 2012 年的中東呼吸道綜合症冠狀病毒（MERS-CoV）。

新冠肺炎大流行的省思

　　今天嚴重急性呼吸道綜合症冠狀病毒2（SARS-CoV-2）的橫行，已經在世界範圍內造成了破壞和動盪。新冠肺炎的肆虐提醒了世人：我們生活在一個微生物世界中，微生物對我們生存的方方面面都會產生重大影響，人類好像比微生物還來得渺小！

　　儘管為遏阻新冠肺炎疫情的傳播，各國採取

的諸多衛生措施和流動管制，已經證實是有效可行的方法，然而也帶出一個有識之士擔憂的問題，那即：當前的大流行控制做法，有可能影響受感染和未受感染個體的微生物多樣性和豐富度，這將對人類健康極為不利。

拙作「腸道養好菌，身體更健康」裡「失落的細菌」一文，已對吾人微生物組的多樣性直直落有所著墨。試想，社會疏離抑或生活封鎖帶來的壓力和焦慮，將會影響人類的微生物組到何種程度？

今天大流行應對措施帶來了前所未有的各種環境暴露限制，包括隔離、物理疏遠、社交距離、禁止遠行、關閉邊境等等，雖可大大減少耐抗生素細菌的到處傳播，但也勢將進一步喪失人類微生物組多樣性，從而招來各種疾病的威脅！

除此之外，因疫情引起的日常飲食方式的變化，也會影響腸道細菌可利用的營養物質，這會

改變腸道細菌的組成和作用，或從有益轉向有害，進而導致腸道炎症和許多慢性疾病。

　　無庸置疑，嚴防新冠肺炎傳播絕對必要，問題是我們可能會再失去哪些微生物功能呢？如今考慮如何採取物理疏遠和衛生措施來防止疫情風暴，並同時兼顧維護微生物群的多樣性，應是當下國際學者專家們的當務之急！

新冠臨床表現男女有所區別

　　吾人發現患有共症病的男性（例如肥胖），染上新冠肺炎引起重症的可能性更大，為什麼？阿根廷布宜諾斯艾利斯大學登在《胃腸病學》（Gastroenterology）期刊上的一篇論文給了個答案。

　　他們認為，基於性別的免疫和／或激素差異，可能部分解釋男性及女性新冠肺炎患者的不同臨床表現；另外，雙方的血管緊張素轉化酶2（ACE2）表現水準差異，也可能導致不一樣的結果。女性的肝臟、肺部及內臟脂肪組織中的ACE2表現較低，而橫結腸及皮下脂肪組織中的表現則較高。

　　研究人員依據的觀點就是：因新冠病毒受體ACE2的基因位於X染色體，X染色體出了問題即可能導致兩性不同組織及器官中的ACE2表現水準發生變化，從而造成新冠肺炎臨床表現的性別差異。

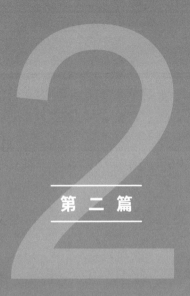

第 二 篇

烽火遍地起的
新冠肺炎

新冠肺炎席捲地球接近三年，各國疫情此起彼落，依舊是燃燒個不停，四面環海的寶島台灣也不能幸免！迄今為止，估計全球染疫總數已超過六億人口，死亡者也逾六百萬了。

新冠肺炎與腸道細菌

　　雖說新冠肺炎主要是一種呼吸道疾病，但因腸道同樣存在著病毒受體，這就表明了消化道與這種疾病也會有關係。

　　香港中文大學在英國《腸道》（Gut）期刊上，即發表過一篇論文指出，腸道細菌組成與新冠肺炎嚴重程度，以及幾種細胞因子和炎症標誌物的血漿濃度相關，並且與非新冠肺炎個體相比，

康復患者的腸道菌群仍明顯失調，這可能對未來的健康問題產生重要影響。

吾人知道，任何感染都會誘發免疫反應以消除病原。腸道是體內最大的免疫器官，腸內細菌可調節宿主免疫反應。本研究就顯示：無論患者是否接受過藥物治療，與非新冠肺炎受試者相比，新冠肺炎患者的腸道細菌組成均發生了顯著變化。我們已知的幾種具有免疫調節能力的腸道共生菌，如雙歧桿菌屬（Bifidobacterium）的細菌、柔嫩梭菌（Faecalibacterium prausnitzii）和直腸優桿菌（Eubacterium rectale）等，在患者中的代表性呈現不足，且在疾病消退後三十天仍處於低下。換言之，這些細菌在宿主對抗病毒中，顯然起到調節免疫反應的作用，最後消耗殆盡！

這項針對二百七十四個糞便樣本進行測序分析的研究，結論就是：

- 表明具有免疫調節性的腸道細菌減損,將會導致嚴重的新冠肺炎疾病。
- 病後還是存在的菌群失調,可能導致症狀的持續或多系統炎症綜合症。
- 補充在新冠肺炎中耗盡的有益菌,可以作為減輕疾病的手段,在罹病期間和之後,有必要管理好腸道細菌!

新冠肺炎患者的
胃腸道特徵

　　我們雖已知新冠病毒可以感染胃腸道組織，但關於腸道細菌對病毒的易感性和感染程度的作用卻少有所悉。香港中文大學在美國《腸胃病學》（Gastroenterology）月刊上發表的論文，即揭示了新冠肺炎患者住院期間的腸道菌群特徵，及其與疾病程度和糞便病毒載量的關聯性。

　　他們對照比較了十五名確診感染並住院的新

冠肺炎患者，以及六名社區感染性肺炎住院患者和十五名健康人。研究結果發現：

- 新冠肺炎患者在入院時和住院期間的糞便微生物群均有明顯變化，主要表現為條件致病菌增多，有益共生菌減少。
- 糞便微生物群的改變和糞便中新冠病毒的含量，與新冠肺炎的嚴重程度有關。
- 疾病程度與基線時（即入院後第一次糞便採集之日）的糞芽孢菌屬（Coprobacillus）、多枝梭菌（Clostridium ramosum）、哈氏梭菌（Clostridium hathewayi）豐度正相關，而和另支菌屬（Alistipes onderdonkii）、柔嫩梭菌（Faecalibacterium prausnitzii）等負相關。
- 發現在致病菌中，哈氏梭菌的基線豐度越高，病情越重；而帶有能下調結腸血管緊張素轉換酶 2（ACE2）表達的多形擬桿菌（Bacteroides thetaiotaomicron）等幾種擬桿菌與糞便病毒含量呈負相關。

● 即使在清除了新冠病毒和呼吸道症狀緩解後，耗竭的有益共生菌和腸道菌群失調仍然存在。

　　上述即表明，個體的腸道微生物組結構或會影響宿主對病毒感染的敏感性和反應，也許改變腸道菌群的策略，就能降低疾病的嚴重程度，而有利於治療。

第二篇

新冠病毒
對消化道患者的影響

　　廣東中山大學在《刺胳針腸胃病學與肝臟學》（Lancet Gastroenterology & Hepatology）期刊上撰寫了篇綜述文章，探討新冠病毒感染對消化道患者的影響。他們通過分析已經發表的病例相關論文後指出：

● 屍檢研究對於幫助了解新冠肺炎在消化系統中的作用至關重要。

- 新冠肺炎對已患有消化系統疾病者的管理具有重要意義。合併症的存在和數量與病人較差的臨床結果相關，其中高血壓、糖尿病和冠心病是最常見的合併症。

- B 型肝炎易導致新冠重症，在重症病例中，肝損傷比在輕度病例中更為普遍；新冠感染應該列入肝移植供體篩查。

- 新冠肺炎和癌症的患者，發生嚴重事件的風險更高。基於患者情況推遲化療，擇期手術，實施嚴密的監測和治療方案，實屬必要。

- 炎症性腸病（IBD）患者可能有較高的感染風險，建議慎用免疫抑制藥物，延緩手術及內視鏡檢查，並在手術前進行新冠感染檢測。

　　該評論揭示了新冠病毒感染對消化道的影響，儘管尚未明確，但是具有消化道基礎疾病的患者，可能更易於感染新冠病毒，而且具有較高的重症風險。

新冠病毒能在腸道
停留較長時間

　　因新冠肺炎表現出呼吸道、全身和胃腸道症狀，病毒會在肺和腸組織中複製，或在呼吸道和糞便樣本檢測到新冠病毒脫氧核糖核酸（SARS-CoV-2 RNA），並不足為奇！

　　美國斯坦福大學研究了一百一十三名輕度至中度新冠肺炎患者即發現了：

- 大約泰半的新冠肺炎患者，在確診後一週內排出糞便新冠病毒核糖核酸。
- 在感染四個月後，所有受試者的呼吸道病毒都已被清除，但有 12.7% 的人糞便核糖核酸仍呈現陽性。
- 有 3.8% 受試者的糞便核糖核酸陽性，可持續到診斷後七個月，這部份的人會表現出持續性的胃腸道症狀。
- 胃腸道症狀（如腹痛、噁心、嘔吐）與糞便排出的新冠病毒核糖核酸有關。
- 新冠病毒核糖核酸可能感染胃腸道組織。

　　新冠病毒核糖核酸在胃腸道中的存在，與患者健康具有額外的相關性。在胃腸道組織中長期滯留的病毒，也可能對迄今仍然神秘的「新冠肺炎綜合症的急性後遺症」（Post-Acute Sequelae of SARS CoV-2 Syndrome，簡稱 PACS）或「長新冠病毒病」（Long COVID）現象產生影響和發揮作用。

職是之故，從新冠肺炎的急性感染和長期後遺症的角度來看，了解胃腸道是否被感染，以及該組織中感染的動態是格外重要的。

胃腸道急性後
新冠肺炎綜合症

　　在部份新冠肺炎恢復期個體中，被稱為「長新冠病毒病」（Long COVID）或「急性後新冠肺炎綜合症」（PACS）的長期後遺症，今已越來越多地被報導，其表現堪稱是全身性的，而臨床最常見的症狀就是嚴重疲勞了。國際醫學權威雜誌《刺胳針》（The Lancet）即稱，新冠長期症狀是現代醫學的頭號挑戰！

哈佛大學醫學院的神經科學家 Michael VanElzakker 表示：「病毒在身體內持續存在，並可能觸發免疫系統異常行為，或會導致長期新冠。」

哥倫比亞大學醫學中心有項由一千七百八十三名新冠病毒感染倖存者組成的前瞻性研究就表明，在七百四十九名響應者的調查問卷中，二百二十名患者（29%）在六個月時自我報告了胃腸道症狀，包括腹瀉佔了 10%、便秘佔 11%、腹痛佔 9%、噁心和／或嘔吐佔 7% 以及胃灼熱佔 16%。

而《自然評論：腸胃病學和肝臟病學》（Nature Reviews：Gastroenterology & Hepatology）期刊登了篇紐約州西奈山伊坎醫學院的研究指出，急性後新冠肺炎綜合症的發病機制包括：病毒抗原在胃腸道中的滯留、細胞因子水準增加、腸道菌群失調、胃腸道黏膜與血液的免

疫細胞異常活化，以及自身免疫反應。

　　今天隨着新冠病毒感染者的不斷增加，新冠患者的長期後遺症問題也日益引起了關注！只是吾人對胃腸道急性後新冠肺炎綜合症的頻率尚未完全瞭解，而且也還沒找到將病毒持久性與其聯繫起來的確鑿證據。

新冠病毒
或能經由糞口傳播

　　吾人知道，通常病毒是可隨著病患的糞便排出至環境中的。所謂的「糞口傳播」，並非去吃屎而是指經由進食受汙染的水或食物而遭受到感染。

　　儘管根據現有臨床證據，糞口傳播似乎並不是新冠肺炎傳染的主要方式，但綜觀下列一些研究報告，新冠病毒確實是有糞口傳播的可能！

- 有項統合分析結果顯示，48.1% 的新冠病毒感染者的糞便樣本中，可檢測到新冠病毒的脫氧核糖核酸（RNA）。

- 新冠病毒在人體腸道器官中複製旺盛，反轉錄聚合酶連鎖反應（RT-PCR）的 Ct 值（Cycle threshold value）提示了：消化道病毒載量比呼吸道高且持續時間長。

- 新冠肺炎患者的糞便或肛門／直腸拭子中存在病毒核糖核酸，即使在呼吸道樣本病毒檢測呈陰性後，仍有 23% 的患者糞便呈陽性。

- 一項對人十二指腸小腸的研究發現，新冠病毒主要從頂端釋放到管腔中，這表明病毒可能會在新冠肺炎患者的糞便中脫落和積聚。

- 新冠病毒可以在糞便中存活長達一到兩天，也能在氣溶膠中保持存活數小時，顯然是有機會通過糞口途徑傳播的，尤其在服用質子泵抑制劑（PPI）等藥物後胃酸度降低的個體中。

- 有部份新冠肺炎患者會出現胃腸道症狀，糞便標本中也驗出病毒核糖核酸，意味病毒除引起

新冠肺炎與肥胖症

　　眾所周知，肥胖與許多疾病的發生相關，典型的疾病與肥胖共存關係，即展現在包括糖尿病、高血壓和高血脂等的代謝綜合症上。如今，肥胖還是增加新冠肺炎重症的主要獨立風險因素呢！

　　在新冠肺炎大流行的早期，肥胖即被觀察到總是與疾病的嚴重程度呈正相關。血管緊張素轉化酶 2（ACE2）在脂肪組織的表現，並不遜於腸

道等上皮組織，新冠病毒感染會破壞脂肪細胞，脂肪酸的釋出輾轉到肺部後形成膜結構，造成了呼吸系統功能障礙，致而加重病情。

　　光看下列舉的研究數據，即知肥胖與新冠病毒雙方關係匪淺，不容小覷了！

- 美國研究加護病房的二百六十五名新冠患者，發現年齡和身體質量指數（BMI）之間存在顯著的負相關，住院的年輕個體更可能是肥胖人士，性別且無差異。

- 紐約大學的報告指出，BMI>35 的六十歲以下嚴重肥胖的患者，感染新冠病毒入住加護病房的可能性，至少是健康 BMI 值患者的兩倍；BMI>40 患者的死亡率，則是非肥胖感染者的三倍。

- 法國對一百二十四例新冠患者的研究，幾乎一半是肥胖或嚴重肥胖的人。在接受插管治療的八十五名患者中，近 90% 身體質量指數超過

35，而 BMI≥35 與需要呼吸器的風險增加了 6.36 倍相關。

- 中國大陸研究三百八十三名新冠患者發現，超重及肥胖分別與嚴重肺炎風險增加 86% 及 142% 關聯。

- 英國研究指出，與身體質量指數正常的人相比，指數在 30 ～ 35 之間者，因新冠死亡的風險高 40%，而超過 40 的人風險則高 90%。

- 德國與哈佛大學合作的研究指出，在二十四例華盛頓地區新冠重症患者中，超重和肥胖的有二十位。在肥胖患者中，有高達 85％的需要用呼吸器，最終有 62％死亡。

新冠肺炎與肝病

　　一些與嚴重新冠肺炎始終相關的常見風險因素，稍早已得到充分確立，包括年齡增長、合併症的負擔（例如高血壓、心臟病、糖尿病和惡性腫瘤）等。惟肝病是否也摻上了一腳呢？現也有了答案，那即：轉氨酶升高、急性肝損傷、酒精性肝炎和肝硬化等肝臟表現，同樣與新冠肺炎的嚴重程度及結局有關聯。

在健康的肝臟中，血管緊張素轉化酶 2（ACE2）的基因表現水準，在膽管細胞中最高，其次是肝竇內皮細胞和肝細胞。新冠病毒可通過兩種途徑導致肝炎：一是病毒直接經由膽管細胞上豐富的 ACE2 受體侵犯肝臟，二是新冠病毒感染引起的免疫系統失調。

雖新冠肺炎對肝臟確切的影響仍不清楚，但肝臟生化異常在患者中很頻見，發生在大約 15 ～ 65% 感染者中。其通常以血清丙氨酸氨基轉移酶（ALT）和天冬氨酸氨基轉移酶（AST）輕度升高（正常上限的 1 ～ 2 倍）為特徵，估計分別佔有 29 ～ 39% 和 38 ～ 63% 的患者。

血清肝酶升高是由直接肝損傷引起的，它與新冠患者不良後果相關，包括休克、使用呼吸器和入住重症加護病房等。特別是血清丙氨酸氨基轉移酶和天冬氨酸氨基轉移酶升高超過正常上限的五倍，明顯與死亡風險增加有關。

而近來所謂的「不明病因兒童肝炎」流行事件，感染者主要為 10 歲以下兒童，症狀包括噁心、黃疸、腹瀉、嘔吐和腹痛等，現已被排除與典型的各種肝炎病毒相關。以色列學者們在《兒科胃腸病學與營養雜誌》（Journal of Pediatric Gastroenterology and Nutrition）發表的研究即指出，不明病因兒童肝炎更可能是由新冠病毒感染所導致，一般感認的腺病毒並不是罪魁禍首，這種情況乃應是「長新冠病毒病」（Long COVID）的結果。

新冠肺炎與炎症性腸病

炎症性腸病（Inflammatory bowel disease，簡稱IBD）主要是指潰瘍性結腸炎和克隆恩氏症，均屬自身免疫性疾病，在醫學發達的今天仍然無法根治。

新冠疫情大流行導致慢性疾病的治療面臨挑戰，炎症性腸病自不例外。目前新冠肺炎對罹患者的影響尚未明確，根據學者們在國際期刊諸如

《克隆恩氏和結腸炎雜誌》（Journal of Crohn's and Colitis）、《腸胃病學》（Gastroenterology）和《腸道》（Gut）等上發表的研究，茲將新冠肺炎與炎症性腸病的關係綜述如下：

- 炎症性腸病患者的血管緊張素轉化酶2（ACE2）表現水準增加，雖可能對新冠肺炎易感，但病人的新冠肺炎風險並未增加，住院率、重症率及死亡率無顯著變化。
- 炎症性腸病患者的新冠肺炎不良結局風險因素，包括了高齡、共存病以及皮質類固醇、柳氮磺胺吡啶（Sulfasalazine）或對氨基水楊酸鈉（Sodium Aminosalicylate）的使用。
- 無論所處的治療周期，炎症性腸病患者應接受完整的新冠疫苗接種；皮質類固醇、抗腫瘤壞死因子（TNF）及 JAK 激酶 *（Janus kinase）抑制劑的使用，可能均會削弱疫苗的反應。
- 在六千零七十八名確診新冠肺炎的炎症性腸病患者中，具有疾病活動性的病人（本病都會有

一段時間的活動期，然後逐漸緩解），新冠肺炎的不良的結局比例顯著升高。

一個由來自二十六個國家的八十九名專家組成的「國際 IBD 研究組織」（IOIBD），在新冠肺炎流行期間，也曾召開過幾次會議，討論了如何來進行治療與管理染疫的炎症性腸病患者。他們共同的聲明內容與上述大致是相似的。

充電站

JAK 會將細胞因子與其受體在細胞膜上發生交互作用所產生的訊息傳送出去，從而影響造血細胞運轉與免疫細胞功能。

新冠肺炎患者的
腸道真菌變化

　　嚴重急性呼吸道綜合症冠狀病毒 2（SARS-CoV-2）會感染腸道細胞，並可能影響包括真菌在內的腸道微生物組群。

　　香港中文大學在《腸胃病學》（Gastroenterology）期刊上發表一項研究，揭示了新冠肺炎患者在住院期間的糞便真菌變化。他們召集三十名因新冠感染住院的患者、九名因社

區感染性肺炎住院的患者，以及三十名健康對照者來作研究比較。

他們從這三組人馬的糞便微生物組成分發掘到了：

- 新冠肺炎患者入院時的糞便真菌發生顯著變化，表現為白色念珠菌（Candia albicans）的富集與高度異質的菌群結構。
- 住院期間的所有檢測時間點，新冠肺炎患者糞便真菌中的白色念珠菌、耳念珠菌（Candida auris）和黃麴霉菌（Aspergillus flavus）等條件致病菌的比例顯著升高。
- 出院前的最後一次檢測中，新冠肺炎患者的糞便真菌多樣性高於健康對照組的 2.5 倍。
- 在鼻咽部清除病毒後長達十二天，部分新冠肺炎患者的腸道菌群不穩定，以及真菌長期失調狀況持續存在。

細菌和真菌感染是病毒性肺炎的常見併發症，可能影響病程和臨床表現，尤其是對危重患者。香港學者們的論文提供了新冠肺炎患者腸道中大量真菌物種繁殖的證據，同時也突顯了腸道菌群在疾病中的重要作用。

新冠病毒會影響母乳的成分

中國大陸《信號轉導與靶向治療》（Signal Transduction and Targeted Therapy）期刊上有篇論文指出，新冠肺炎康復的孕婦，產後母乳成分會有所變化。

華中科技大學同濟醫學院等機構利用多組學技術，研究了新冠康復孕婦產後的初乳中脂質組學、蛋白組學和代謝組學與健康對照組的變化，並鑒定出五百零四種脂質，一千七百一十五種蛋白質，三百四十種代謝產物。

脂質分佈總體上沒有差異；而在蛋白質中有八十八種在兩組間差異表現，功能集中在免疫反應、炎症和新陳代謝等方面的下調；代謝產物則兩組差異顯著，其中如芳香族氨基酸等代謝通路改變明顯。

科研團隊為進一步探索孕婦新冠病毒感染，對後代造成的潛在影響提供了可能。

新冠病毒垂直傳播的可能性

新冠病毒能否經由胎盤造成母嬰垂直傳播？專家們一直爭論不休。如今，義大利米蘭大學發表在《自然通訊》（Nature Communications）期刊上的論文業已表明，雖然母嬰垂直傳播的風險較低，但是仍然可能存在！

研究人員通過對三十一位感染新冠的孕婦採樣，範圍包括鼻咽部、陰道、血漿、乳汁、羊水、胎盤和臍帶血等，探索其中是否存在病毒基因組以及抗體，結果有部分樣品是被檢測出來。

例如在一份臍帶血、兩份足月胎盤、一份陰道黏膜和一份乳汁樣本中，即檢出新冠病毒基因組，或者新冠病毒免疫球蛋白M（IgM）和免疫球蛋白G（IgG）抗體。

以上結果在在顯示：若孕婦染上新冠病毒，出生的嬰兒是有機會沾上邊的，這可不能不小心啊！

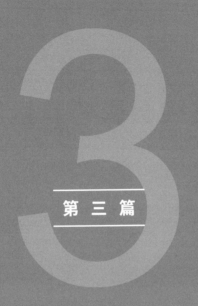

無疫不與的
腸道微生物

十九世紀的「微生物學之父」路易・巴斯德（Louis
Pasteur）說過：「我們人類身體的健康與腸內微生物
菌群是密切聯繫在一起的。」如今，二十一世紀的科學
研究已經證實了這位先知先覺者的金言，吾人腸內細菌
的組成和行為的確動輒都跟生老病死息息相關！

腸道細菌影響新冠肺炎

　　中國大陸將維持腸道穩定狀態，作為新冠病毒疾病診斷和治療的選項，並非沒有根據，因為腸道細菌也是新冠肺炎的易感性和嚴重性的一大誘因。

　　血管緊張素轉換酶 2（ACE2）是新冠病毒入侵身體細胞的關鍵受體，而其在迴腸和結腸中的表現量並不亞於肺臟。臨床證據表明，相當一部

份的新冠肺炎患者有胃腸道症狀，如腹瀉、噁心和嘔吐等，而且更容易惡化成要命的病情。

美國微生物學會期刊《mBio》上，就有篇韓國高麗大學的相關論述，分析腸道健康程度與新冠肺炎預後表現之間的關係，作者在文中強調了下列幾點：

- 嚴重的新冠肺炎病例，通常包括了胃腸道症狀，感染時個體的腸道健康，對病況發展至關重要。
- 與健康人的腸道樣本相比較，新冠肺炎患者的細菌多樣性降低，有益菌的種類枯竭而有害菌卻增多。
- 腸道功能障礙伴隨腸漏現象，使得病毒容易進入具有廣泛受體的消化道與內臟表面，加深了病症。
- 與嚴重新冠肺炎相關的慢性疾病，如高血壓、糖尿病、肥胖症等，也是和腸道細菌的改變有關的。

- 越來越多的證據表明，腸道健康不佳，亦即微生態失調，就會對新冠肺炎預後產生不利的影響。
- 若肯定腸道細菌與新冠肺炎嚴重程度存在聯繫，那益生菌或糞便移植等干預措施當有所幫助。

是的！當我們清楚了新冠肺炎與微生物組的關係後，自可將所知所識應用於時下的大流行控制措施和恢復。

腸道菌群是
新冠肺炎的調節器

　　英國《分子醫學趨勢》（Trends in Molecular
Medicine）月刊上有篇美國哈佛等幾所頂尖大學
教授署名的文章，他們認為在新冠肺炎的背景下
研究腸道微生物組（Microbiome），可以加深世
人理解當前的大流行，有利於未來應對，並促進
大家對微生物組作為宿主免疫的基本組成部分和
調節器的基本認識。

這些學者首先統合了兩年多來將腸道微生物組與新冠病毒聯繫起來的研究，並簡要評估一下腸道微生物組與宿主生理學之間的關聯，然後探討了腸道微生物組如何成為新冠肺炎風險的驅動因素，以及染病的不同結果。

茲將最後的總結列舉如下：

- 不同新冠病毒感染及新冠肺炎患者的結局，表現出較大的個體差異。
- 腸道菌群組成和功能與多種新冠肺炎嚴重結果的重要風險因素相關，包括宿主體內的炎症狀態、年齡和性別等。
- 腸道菌群可通過調節宿主的炎症狀態及內分泌功能，從而改變了新冠病毒感染的易感性。
- 腸道菌群可藉誘導抗炎或抑炎細胞因子，或透過細菌產物例如脂多糖（Lipopolysaccharide，簡稱 LPS）* 等的進入血液循環，影響感染後的炎症反應。

- 染病結果的顯著差異表明，個體宿主或人群的社會人口學或生物學因素可能會改變新冠病毒感染的過程。

充 電 站

脂多糖是革蘭氏陰性桿菌細胞外膜的主要組成部分，乃是一種內毒素。在菌體溶解後會釋出，含量過高就會引起全身性炎症反應，導致組織和器官發生病理性改變。

腸菌功能改變與新冠重症相關聯

　　吾人已知，由新冠病毒（嚴重急性呼吸綜合症冠狀病毒 2）感染而引起的新冠肺炎，與腸道微生物群組成的改變有關。香港中文大學在《腸胃病學》（Gastroenterology）期刊就發表了一篇探索腸道菌群及其代謝物，調節宿主對新冠病毒免疫反應的論文。

　　他們對照研究了六十六名未使用過抗生素的

新冠肺炎患者，以及七十名健康者的糞便樣本，
結果顯示：

- 重症／危重症新冠肺炎患者的腸道微生物組功
  能發生顯著變化，對短鏈脂肪酸（SCFAs）和左
  旋 - 異亮氨酸（L-Isoleucine）生物合成的能力
  受損，尿素產量增加。
- 在新冠肺炎患者康復後，腸道微生物組中短鏈
  脂肪酸和左旋－異亮氨酸生物合成能力受損的
  情況，會持續超過三十天。
- 在患者疾病消退前後，糞便中短鏈脂肪酸和左
  旋－異亮氨酸濃度顯著降低。
- 缺乏短鏈脂肪酸和左旋 - 異亮氨酸生物合成，
  與疾病嚴重程度和身體炎症因子濃度增加明顯
  相關。

　　短鏈脂肪酸包括丁酸鹽、丙酸鹽和乙酸鹽，
可以透過激活抗炎免疫細胞，抑制炎症信號通路
發揮抗炎作用，尤其丁酸鹽能經由下調新冠病毒

感染所必需的基因（例如血管緊張素轉換酶 2），
來保護宿主免受病毒感染。

　　左旋─異亮氨酸是一種支鏈氨基酸，能改善
中樞和肌肉疲勞，這可部分解釋了為何新冠肺炎
倖存者，反應出持續的疲勞和肌肉無力症狀。左
旋 - 異亮氨酸可誘導宿主防禦肽的表現，從而調節
宿主先天性和後天性免疫，減輕病原體有害影響。

　　這是首次描述新冠病毒中，整個腸道微生物
群落的功能潛力和代謝輸出的觀察性研究，有助
於支持基於腸道菌群的新冠肺炎療法開發。

胃腸道症狀能減緩
新冠肺炎病情

　　包括噁心、嘔吐或腹瀉等在內的胃腸道症狀，
乃是新冠病毒患者常見的肺外表現。若反過來說，
新冠患者先有胃腸道症狀後再染疫的，這樣對新
冠肺炎的病情會有啥影響呢？

　　美國紐約西奈山伊坎醫學院（Icahn School
of Medicine at Mount Sinai）在《腸胃病學》
（Gastroenterology）期刊上發表的研究居然給出

了個讓人意外的答案。

該論文指出：

● 在十六名新冠肺炎患者中，十四人的腸道活檢
  樣本觀察到小腸上皮細胞裡含有新冠病毒；與
  非感染者相比，病人腸活檢組織中的發炎狀況
  較低，炎症關鍵基因的表達下調，促炎樹突狀
  細胞 * 減少。
● 在分析了美國和歐洲九百二十一名新冠肺炎患
  者後發現，有胃腸道症狀的患者，其新冠肺炎
  嚴重程度和死亡率均較低。
● 胃腸道症狀與新冠肺炎嚴重程度降低的關聯，
  與患者性別、年齡、併發疾病以及鼻咽部新冠
  病毒載量無涉。

這項研究表明，雖感染新冠病毒，卻能抑制
腸道炎症狀態，而具有腸道症狀住院患者的肺炎
嚴重程度和死亡率反倒較低！

同時也暗示了胃腸道和腸道微生物群在減輕新冠肺炎症狀方面的潛力，無疑將對於進一步研究新冠肺炎相關的免疫調控，具有重要參考價值。

充　電　站

樹突狀細胞存在於血液和暴露於環境中的組織中，如皮膚、鼻子、肺、胃與小腸的上皮組織。這類白血球宛如是情報員，最重要的功能即將抗原處理後呈遞給免疫系統的 T 細胞。

腸道菌群與
新冠長期後遺症關係

　　根據世界衛生組織 2021 年 10 月公布的臨床定義，急性後新冠綜合症（post-acute COVID-19 syndrome，簡稱 PACS）就是：「在染疫後三個月內出現、持續至少二個月，並且無法由其它診斷解釋」的任何症狀。

　　「長冠狀病毒病」（Lone Covid）綜合症的原因，可能是患者在染疫急性期，身體遭到病毒攻

擊，傷害到器官組織，並且留下了傷痕，幾個月
後症狀才逐漸浮現。

　　香港中文大學對照研究了一百零六名住院半
年的新冠病毒患者，以及六十八名非新冠病毒者
的腸道細菌，結果發現：

● 在六個月時，76% 的患者出現 PACS，最常見
　的症狀即疲勞、記憶力差和掉髮。
● 住院時的不同腸道菌群組成與六個月時 PACS
　的發生有關。
● 沒有 PACS 的患者在六個月時，表現出腸道菌
　群的組成恢復良好，與非新冠病毒對照組的菌
　相類似。
● 在六個月時，PACS 患者的產氣柯林氏
　菌（Collinsella aerofaciens）、柔嫩梭菌
　（Faecalibacterium prausnitzii）和卵形布勞特
　氏菌（Blautia obeum）水準顯著降低；而活潑
　瘤胃球菌（Ruminococcus gnavus）與普通擬桿

菌（Bacteroides vulgatu）水準升高明顯。

- 鑒定出與不同後遺症症狀有關的腸道菌群特徵，共有八十一種細菌和不同的 PACS 類別呈正相關。

- 多種對宿主有益的產丁酸鹽細菌，包括假鏈狀雙歧桿菌（Bifidobacterium pseudocatenulatum）、柔嫩梭菌和羅氏菌屬（Roseburia）在六個月時與 PACS 的負相關性最大。

　　這項發表在英國《腸道》（Gut）月刊上的研究表明，個人的腸道微生物組成可能會影響它們對新冠病毒長期併發症的易感性，因此調節腸道菌群或能幫助改善患者的後遺症。

新冠後遺症持續存在的
菌群失調

　　香港中文大學在《腸道》發表的另項前瞻性研究，則可能得改寫世衛組織對「急性後新冠綜合症」——新冠肺炎後遺症的定義了。

　　科研人員研究一百五十五名病毒清除後十四個月的新冠肺炎患者，對照組則是一百五十五名年齡、性別及身體質量指數（BMI）相匹配的健康者。結果在平均十四個月的隨訪中發現：

- 新冠肺炎後遺症在 78.7% 的患者中存在，而三種最常見的症狀即疲勞（50.9%）、記憶問題（44.5%）與睡眠困難（35.5%）。

- 患者新冠肺炎相關的腸道菌群失調並未完全恢復，腸道菌 α - 生物多樣性及豐富度仍顯著低於健康對照組，β - 多樣性也存在明顯差異 *。

- 患者的腸道菌群中富集潛在致病菌，如分枝丹毒梭菌（Erysipelatoclostridium ramosum）和活潑瘤胃球菌；有益菌如青春型雙歧桿菌（Bifidobacterium adolescentis）和假鏈狀雙歧桿菌卻減少；並且影響不同身體系統的後遺症，具有相似的菌群模式。

- 幾乎所有新冠肺炎後遺症狀都與有益細菌的消耗顯著相關，例如未發現假鏈狀雙歧桿菌與任何呼吸道症狀有關，這表明在進行臨床研究時，應仔細考慮不同有益細菌的可能功能。

　　這篇論文表明：新冠肺炎後腸道菌群失調可能會持續超過一年，同時與後遺症密切關聯。雖

新冠肺炎後遺症發病機制在很大程度上是未知的，但這些數據進一步支持了腸道微生物群改變在其中的新興作用。故腸道微生物群調節在新冠肺炎後遺症治療上，無疑是擁有寬闊的揮灑空間的。

充 電 站

* α- 生物多樣性（alpha biodiversity）是一個指標，乃指一個群落內物種的豐富度和每個物種的數量及分布勻度。其描述了一個局部規模的群落內的物種多樣性，通常是一個生態系統的大小。在談論一個地區的多樣性時，通常指的就是 α- 生物多樣性。

* β- 生物多樣性（beta biodiversity）這個指標是從另一角度來比較群落跟群落的區別，規模更大。其描述了兩個群落或生態系統之間的物種多樣性，主要考慮物種的數量與豐度。

腸壁與
兒童多系統炎症綜合症

　　兒童多系統炎症綜合症（Multisystem inflammatory syndrome in children， 簡稱 MIS-C）是新冠肺炎的嚴重併發症，偶爾也會在成人中發生，其定義即高燒、全身炎症和多器官受累。患兒中最常見的即胃腸道症狀，需要在染病後數周至數月住院治療。兒童多系統炎症綜合症的特點就是：病人出現誇張的先天和後天免疫反應！

美國《重症監護探索》（Critical Care Explorations）期刊有篇研究指出，兒童多系統炎症綜合症可能是因腸道屏障中的解連蛋白（Zonulin）* 依賴性破壞，腸道屏障完整性受損，使得殘留的新冠病毒顆粒進入循環系統，致而引起的過度炎症風暴。

　　文中提到拉瑞唑肽（Larazotide）是一種經過廣泛研究的口服藥物，具有出色的安全性，可抑制解連蛋白的作用，從而恢復緊密連接，改善黏膜屏障功能。若作為輔助療法可更快地緩解胃腸道症狀，並清除血液中的新冠病毒刺突（Spike）抗原。

　　另有文獻報導，與患有急性新冠肺炎的兒童以及血清陽性兒童或對照組相比，兒童多系統炎症綜合症患者的血清脂多醣（Lipopolysaccharide，簡稱 LPS）升高。同樣，與血清陽性個體相比，患有急性新冠肺炎的兒童血清脂多糖水準更高，而

與對照組相比，血清陽性個體的血清脂多糖水準
更高。這都表明了：由於腸道通透性增強而進入
循環的脂多糖數量，與冠狀病毒的嚴重程度相關。

充電站

解連蛋白（Zonulin）是一種由腸細胞所
分泌的蛋白質，負責調節腸道通透性的
開關，進而啟動一連串的反應。欲知詳
情，可參閱 2019 年拙作「身體養好菌身
體更健康」中「解連蛋白」乙文。

腸菌與新冠的併發症
及死亡相關

　　吾人知道，腸道微生物群的組成，在人體免疫穩態中起著非常重要的作用。

　　德國學者在《腸道微生物》（Gut Microbes）期刊上發表的一篇論文，研究了募集到的新冠病毒感染和感染後患者的消化道微生物群，且將住院期間的多種影響因素同時列入考量。

他們發現腸道和口腔微生物群的變化，取決於新冠肺炎相關併發症的數量和類型，以及疾病的嚴重程度，而穩定的腸道細菌組成與有利的疾病進展關係密切。

針對一百零八名新冠肺炎患者、二十二名康復後新冠肺炎患者、二十名其它肺炎對照及二十六名無症狀對照的糞便和唾液樣本，進行基因測序分析，結果顯示：

- 新冠肺炎嚴重程度和進展，與腸道細菌的變化有關連，如副擬桿菌屬的細菌（Parabacteroides ssp.）與嚴重疾病呈正相關；如柔嫩梭菌（Faecalibacterium prausznitzii）等則呈強負相關。
- 腸道細菌的組成和多樣性的變化，與併發症的數量及類型有關。沒有併發症的患者與有一種或多種的患者之間，存在顯著差異，其細菌特徵會根據併發症的數量發生改變。

● 穩定的腸道細菌組成與更好的新冠肺炎預後相
　關。故或使用細菌特徵來估計死亡率，可能有
　助於診斷方法。

腸道菌群
在重症新冠肺炎的角色

　　胃腸道症狀是新冠肺炎相關症狀中的一種，在重症患者中尤其普遍。歐盟學者在義大利的《重症監護醫學》（Intensive Care Medicine）期刊上就發表了一篇綜述，內容茲彙整如下：

● 新冠肺炎患者胃腸道症狀的罹病率變化很大，其存在與更高的疾病嚴重程度有關，這反映在住院、重症病房監護和插管的需求更高。

- 在重症患者中，胃腸道功能紊亂普遍存在，且與不良預後相關。一項針對急性呼吸窘迫綜合症（ARDS）患者的研究中，新冠肺炎患者更常與潛在的嚴重胃腸道併發症有關。

- 胃腸道症狀可能會在相當多的新冠肺炎患者中長期存在。針對一千七百三十三名住院患者的隨訪顯示，8% 的患者食慾下降，5% 的出院者出現腹瀉或嘔吐。

- 新冠病毒對腸上皮細胞具有細胞毒性作用，並在胃腸道不同部位的活組織檢查中，觀察到其脫氧核糖核酸（RNA）和胞漿內病毒蛋白，證實了病毒侵入體內。

- 由於新冠肺炎患者的凝血功能顯著激活，包括肺和胃腸道在內的各種器官，血栓形成的風險升高。凝血的激活可能與內皮損傷有關。

- 非新冠病毒重症患者胃腸道功能紊亂的誘因包括腸道菌群紊亂，菌群紊亂對於新冠肺炎患者的症狀也有重要影響。

- 目前尚不清楚新冠肺炎相關的胃腸道功能紊亂，

腸菌與新冠感染的
臨床結局相關

　　吾人知道，感染新冠病毒會導致：從無症狀反應到急性呼吸窘迫與死亡的各種潛在結果。若感染只局限於表現血管緊張素轉換酶 2（ACE2）的呼吸道上皮細胞，那這通常與輕微的病程和快速恢復有關，但如病毒沒有被消除且感染持續存在，則其它類型的 ACE2 表現細胞可能會被感染而擴大病情。

歐盟學者們在英國年刊《腸道微生物》（Gut Microbes）上發表的一篇對感染新冠病毒後，臨床結局不同（包括死亡、重症、輕中症）的患者研究。他們檢查了四十一例死亡、八十九例重症和四十二例輕、中症病人血清中，循環炎症標誌物和代謝物的差異，以及腸道微生物群的組成。

　　多組學（Muti-Omics）整合分析的結果顯示：

- 血清中八種細胞因子，例如胸腺基質淋巴細胞生成素（TSLP）* 等和一百四十種代謝產物，例如喹啉酸 * 等與感染導致的死亡相關。
- 與微生物代謝相關的代謝物（如色氨酸和膽汁酸代謝物）在罹有嚴重疾病和致命結果的患者中發生了顯著變化。
- 在臨床結局最差的患者糞便菌群中，多種致病共生菌富集（如腸球菌屬、鏈球菌屬），而保護性或抗炎菌水準則降低。
- 不太嚴重的臨床結果與抗炎細菌（如雙歧桿菌

屬、瘤胃球菌屬）、短鏈脂肪酸及介白素—
17A＊（IL-17A）有關。

　　這項研究同樣證明了腸道細菌在防治新冠肺
炎上的舉足輕重地位！

充電站

＊胸腺基質淋巴細胞生成素（Thymic stromal lymphopoietin，簡稱 TSLP）是一種與第七介白素（IL-7）類似的細胞因子，可以促進多種細胞的分化和增殖，在機體免疫系統中發揮重要作用。

＊喹啉酸（Quinolinic acid）是一種神經傳導物質，可與痴呆症、自閉症和憂鬱症等腦部疾病有關。例如在自殺傾向者身上，它就比健康者明顯高出許多。

＊第十七介白素（interleukin -17）家族是個重要的炎症因子，參與介導了機體抗感染免疫及自身免疫性疾病相關的病理性炎症，並與腫瘤如肺癌等有著密切聯繫，其中 IL-17A 乃是最重要的炎症因子，目前研究最為深入，因它可抗癌也能促癌，故與腫瘤的關係存有爭議。

丁酸是抵抗新冠肺炎的幫手

美國佛羅里達大學在《高血壓》（Hypertension）期刊發表的研究指出，高血壓患者易罹新冠肺炎的原因之一，即產生丁酸（Butyrate）的細菌逐漸耗竭。

因為丁酸可以抑制病毒感染、增強抗病毒免疫。丁酸下調了 SARS-CoV-2 感染所必須的基因，如它顯著降低了血管緊張素轉化酶 2（ACE2）和跨膜蛋白酶絲氨酸 2（TMPRSS2）基因的表現。

丁酸是揮發性短鏈脂肪酸家族（SCFAs）的成員，吾人只要補充益菌生（Prebiotics），就能促進腸道諸多產丁酸的有益細菌成長，不虞匱乏！

丁酸又名酪酸，對健康非常重要，請參閱 2016 年拙作《漫漫腸路停看聽》中「腸道細菌製造的短鏈脂肪酸有何作用？」一文。

4

能派上用場的
另類佐劑

目前全球最大的公共衛生危機非 COVID-19 莫屬。因疫苗研發跟不上病毒變化，上窮碧落下黃泉，四處尋找解方是有必要，惟吾人別忘了近在咫尺的微生態療法，那可是一把堪稱對抗病魔的尚方寶劍！

腸道菌群
治療新冠肺炎的潛力

　　目前全球所面臨的重大健康安全威脅就是新冠肺炎，而迄今對於臨床治療的手段，各方也仍一直在不斷地探索、嘗試和修正之中。

　　香港中文大學在《腸胃病學》（Gastroenterology）期刊上發表了篇題名「靶向腸道菌群治療新冠肺炎：炒作還是希望？」的文章，針對目前新冠肺炎與腸道菌群的研究，進行

了總彙和評論。

　　該文相關內容茲摘要如下：

- 約 18% 的患者會出現包括厭食、腹瀉、嘔吐和腹部不適在等內的胃腸道症狀，且在佔多達 50% 的患者糞便樣本中，能檢測到病毒脫氧核糖核酸（RNA）；而胃腸症狀在清除病毒後，仍持續較長時間，故胃腸道感染的重要性不可以忽視。
- 新冠肺炎患者腸道菌群失調，致病菌富集和有益菌減少。在病毒清除後，患者腸道菌群失調甚可遷延長達三十天，這或許能導致持續性疾病。
- 新冠病毒通過血管緊張素轉化酶 2（ACE2）侵入腸上皮細胞，導致腸道微生物群及其代謝產物改變，屏障功能受損，細菌易進入體內循環，促使全身炎症加重，多器官遭到損傷。
- 攝取膳食纖維、益生菌、益菌生以及糞菌移植

等，都可作為潛在的臨床治療方案。

　　總之，大量的研究數據揭示：新冠肺炎伴隨著腸道菌群的顯著改變，因此研究團隊認為應當將腸道菌群干預，視作潛在有效的輔助醫治方法。

微生態療法
可輔助防治新冠肺炎

第四篇

　　新冠肺炎大流行已快進入第三個年頭了，現如今世人仍在努力探究如何預防和治療。想方設法阻擋病毒傳播和減輕感染嚴重程度，依然是全球眼下燃眉之急！

　　微生態療法的內容就是微生態調節製劑＊，它們應用在醫療上已行之有年，如今被視作防治新冠肺炎患者的佐劑，理所當然，不足為怪。

能派上用場的另類佐劑　113

歐盟《食品科技趨勢》（Trends in Food Science and Technology）月刊，登了篇自新冠疫情伊始迄今的八十四項微生態干預的研究綜述，其中涉關益生菌（Probiotics）的佔 73.2%，益菌生（Prebiotics）佔 14.3%，合生元（Synbiotics）佔 3.6%，益生素（Postbiotics）佔 8.9%，而以印度、義大利和中國大陸發表的文獻報告最多。

　　這篇由巴西聖保羅大學專家們執筆的宏文，結論是這樣說的：

- 微生態製劑或能通過加強黏膜屏障和調節宿主免疫系統，來強化腸—肺軸線，促進對新冠感染的抵抗。
- 在二十九項益生菌干預的註冊臨床試驗中，現已完成的九項初步表明，益生菌的投入可減少疾病持續時間和症狀嚴重程度，如疲勞、嗅覺功能障礙、呼吸困難、噁心和嘔吐以及其它胃腸道症狀。

● 建議不應推薦接受皮質類固醇治療的免疫功能低下患者使用益生菌。

　　本文告訴大家，通過微生態療法來調整腸道菌群，乃是改善新冠肺炎患者健康的一種有希望的輔助方法！

充　電　站

微生態調節製劑細說，可參閱拙作 2016 年「漫漫腸路停看聽」中的「微生態療法的意義和內容是什麼？」以及 2019 年「腸道養好菌身體更健康」之「微生態調節劑」兩篇文章。

益生菌輔助治療
新冠肺炎的效應

　　中國大陸早在 2020 年 1 月 27 日就公佈了將益生菌納入防治新冠肺炎的診療方案。

　　目前科學家們仍在進行益生菌干預新冠疾病的研究，而這兩年來已公諸於世的臨床報告也不在少數。那麼，投放益生菌的治療效果又是如何呢？今茲分享幾項發表在國際期刊上的實驗結果如下：

- 中國大陸學者招募十三名新冠肺炎患者、十五名健康者和十五名其它肺炎者來對照研究。結果顯示：益生菌治療後患者的炎症指標普遍下降，其中有六人在治療結束後的糞便菌群組成得到恢復，與健康對照組更為相似。（《臨床與轉化醫學》期刊，Clinical and Translational Medicine）

- 俄羅斯學者研究二百名新冠肺炎住院患者，在接受常規治療的基礎上，九十九名益生菌干預，一百零一名作為對照組，結果兩組人馬的死亡率、病程持續時間、入住加護病房、使用呼吸器和肝損傷發展等均無顯著差異，惟對腹瀉能有一定防治效果。（《益生菌和抗菌蛋白》期刊，Probiotics and Antimicrobial Proteins）

- 英國學者統合分析了二十項益生菌使用情況的研究報告，表明與益生菌治療相比，呼吸道疾病發作的平均持續時間、每人患病天數以及缺勤／上班／上學的天數，顯著減少於安慰劑。（《英國營養學雜誌》British Journal of

Nutrition）

● 日本學者發現益生菌可以自然產生在結構和功能上與血管緊張素轉化酶 2（ACE2）同源的羧肽酶（Carboxypeptidase），也就是說如同 ACE2 那樣，羧肽酶具有改善急性呼吸窘迫綜合症（ARDS），以及糖尿病和腎疾等病理的保護作用。（《自然通訊》Nature Communications）

益生菌對上新冠肺炎

　　益生菌（Probiotics）在上個世紀 70 年代崛起後，發展迅猛，產業蓬勃，也救人無數，迄今話題依然火熱。茲值新冠肺炎疫情大流行的今天，人們理所當然會想到利用益生菌來做防治了。

　　其實從「腸—肺軸線」的概念，還是已知的呼吸道疾病與腸道細菌的關係來看，益生菌顯然是有用武之地的，遑論現有證據表明，胃腸道與這

種嚴重急性呼吸綜合症有關了，曾有過胃腸痼疾的患者，病毒感染的持續時間就通常都會拉長。

　　儘管迄無證據支持新冠病毒能通過腸道的血管緊張素轉化酶2（ACE2）侵入宿主，然而已有研究指出，微生態失調環境和上皮細胞炎症會增加該受體水準，促進病毒繁殖，歐盟委員會聯合研究中心（JRC）更證實了病毒能在腸道的細菌中複製！故腸道或將是另一個病毒靶器官。由於益生菌具有調節腸菌和免疫等的作用，此時此刻焉能不予倚重呢？

　　鑑於益生菌在治療呼吸道疾病上的有所表現，新冠肺炎疫情爆開以來，相關的臨床報告也就陸續出現了。例如羅馬 Sapienza 大學的兩項回顧性研究即顯示：相較於未補充組，接受益生菌作為補充治療的患者，死亡率顯著降低了30%；呼吸衰竭的風險也降低八倍；92.9% 病人的腹瀉和其它症狀，在七十二小時內即受到控制，而未補充

組的患者則不到一半。

根據美國國家醫學圖書館的臨床試驗資料庫（ClinicalTrials.gov），目前註冊在案且正進行的益生菌對新冠肺炎防治的研究就有好幾項。我們拭目以待吧！

合生製劑
能輔助對抗新冠病毒

　　合生元（synbiotics）是指由活的微生物和能被宿主微生物選擇性利用的基底物所組成的混合製劑，可為宿主帶來健康的益處。

　　香港中文大學即在澳洲《胃腸病學和肝病學》雜誌（Journal of Gastroenterology and Hepatology）上，發表了項針對新冠患者腸道菌群失調的合生製劑干預研究。

他們開發一種合生製劑新配方 —— GenieBiome，內含三種凍乾的雙歧桿菌以及半乳糖寡糖、木寡糖和抗性糊精，並篩選了二十五名新冠患者來連續試服二十八天，而以三十名未接受該合生元的患者作為對照。

這項研究的結果顯示：

- 在第十六天時，合生元組中有更多患者產生新冠病毒免疫球蛋白 G（IgG）抗体（88% 對 63.3%）。
- 到五週時，合生元組的血漿促炎免疫標誌物如第 6 介白素（IL-6）、巨噬細胞集落刺激因子（M-CSF）和腫瘤壞死因子（TNF-α）等均顯著降低，對照組變化則不明顯。
- 鼻咽部新冠病毒載量與合生製劑干預呈顯著負相關，亦即病毒載量降低。
- 合生元干預促進患者恢復腸道菌群失調，出現了更豐富的新配方中的細菌種類，導致共生細

腸菌能產生
類抗新冠病毒的藥物

　　新冠病毒在全球範圍內的迅速傳播，已引起
國際公共衛生危機。雖然疫苗的開發提供了樂觀
的理由，但一些因素包括病毒烽火四起，遍處流
竄，新變種的持續出現和疫苗施打的猶豫率高等
等，突顯了吾人是需要有長期替代的治療方式來
予應對。

　　紐約洛克菲勒大學在美國微生物學會期刊

《mSphere》上發表的一篇論文裡，揭示了具有新冠病毒抑制活性的人類共生菌群代謝產物。

研究團隊在人腸道細菌培養上清提取物中，鑒定出三種具有抑制新冠病毒感染活性的小分子——異戊烯基腺苷（IPA）、色胺（5- 羥色胺受體激動劑）和吡嗪 2,5-bis（3- 吲哚甲基）吡嗪（BIP）*，他們在體外的人類肝癌細胞系（Huh7）* 中實驗顯示，IPA 抑制新冠病毒感染的活性最高。

神奇而有趣的是這三種小分子，竟然與現已應用於臨床的抗病毒藥物，有著類似的結構及功能：IPA 與瑞德西韋（Remdesivir）相似，色胺與氟伏沙明（Fluvoxamine）* 相似，BIP 則與日本的法匹拉韋（Favipiravir）相似。

經由上述可知，我們一生同居的親密伙伴——腸道細菌的十八般武藝，還真地深不可測啊！

充 電 站

* 原文是 pyrazine 2,5-bis（3-indolylmethyl）pyrazine。
* 氟伏沙明原是一種抗抑鬱藥物，巴西的研究表明其能減少新冠病毒染疫後九成的死亡風險，而在美國也有報告指出，可將新冠肺炎高風險民眾確診的機率降低至三分之一，不過美國食品藥物管理局卻拒絕了相關緊急使用授權的申請。
* 人類肝癌細胞系廣泛應用於各種肝癌的研究，每一種細胞系都有自己的特點。Huh7 是實驗室常用的肝癌細胞株之一，乃 1982 年從日本肝癌患者組織標本上培養取得。

腸道細菌代謝產物
可抗新冠肺炎

　　吾人已知，腸道細菌與免疫調節和代謝密切相關。紐約 Weill Cornell 醫學院在《腸道微生物》（Gut Microbes）期刊發表了一項以老鼠為模型的研究，探究腸道菌群及渠代謝物 —— 短鏈脂肪酸（SCFAs）對新冠感染是否具有保護的作用。

　　科研人員發現：

- 梭菌綱的物種（Clostridia species）透過產生短鏈脂肪酸（SCFAs）來保護哺乳動物宿主免受新冠病毒鼻內感染，包括局部和全身性感染。

- 短鏈脂肪酸透過下調新冠病毒進入受體——血管緊張素轉換酶 2（ACE2）在肺腸的表現，從而降低了呼吸道和腸道中的病毒負荷。

- 短鏈脂肪酸通過 G 蛋白偶聯受體 * 增強雄性老鼠對新冠感染的後天免疫，促進調節型 T 細胞（Treg）發育和顆粒酶 B* 產量。

- 短鏈脂肪酸能限制巨核細胞增殖和血小板生成，調節凝血反應，抑止血液進入高凝狀態，增進後天抗病毒免疫。

- 在新冠病毒感染期間，腸—肺軸可能透過調節病毒進入，以及後天免疫和凝血反應來決定疾病的嚴重程度。

- 只要補充膳食纖維或短鏈脂肪酸，即能減輕新冠病毒對老鼠鼻和肺的感染負擔。

　　總而言之，這篇論文為未來靶向調控腸道細

菌與其代謝物干預新冠病毒，開闢了一條紮實的
新思路。

充 電 站

* G 蛋白偶聯受體（G Protein-Coupled
  Receptors，簡稱 GPCRs），是一大
  類膜蛋白受體的統稱，它們參與很多細
  胞訊息傳遞過程，最終引起細胞狀態的
  改變。
* 顆粒酶（Granzyme）計有十一種之
  多，是從細胞毒性 T 細胞和自然殺手細
  胞中釋放出的一種絲氨酸蛋白酶。顆粒
  酶誘導靶細胞的細胞程序性凋亡，藉此
  可以清除癌細胞以及被病毒或細菌感染
  的細胞。

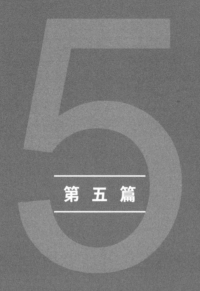

第 五 篇

智慧的飲食
吃出免疫力

在鋪天蓋地的新冠疫情當下，我們尤要關注食物的選擇。
西式高脂和高糖的飲食結構，只會破壞機體，招來病魔，
可罩不住新冠病毒的囂張氣焰。日常食材的準備，若能隨
時思及對腸道細菌的影響，那才是吃得對路，健康常駐！

食物不至於傳播新冠肺炎

在去年初，中國大陸天津檢出進口的雪糕呈新冠病毒陽性，經過媒體披露後，引發了一陣熱議。其實新冠陽性並不等於存在活病毒*，新冠病毒核酸的檢測方法是針對其脫氧核糖核酸（RNA），無論病毒是死抑活，全都能驗出來的。

新冠病毒會藉由食物傳播開來嗎？世界衛生組織（WHO）說了：目前尚無新冠病毒通過食物

或食品外包裝傳播的證據，也幾乎不可能發生。

吾人須知，新冠肺炎並不是食源性的疾病，也就是說不是吃進去的，所以不涉及食品安全問題。病毒跟細菌不一樣，細菌可以在死的細胞上快速增殖繁衍，而病毒只能藉助活的細胞寄生複製，譬如需要動物或人類當宿主，才可生存下去。更別說是只要煮熟食物，就能把病毒殺死了！

根據行政院食品資訊安全網，防疫期間調理食物的要點是：

● 準備食物前先洗淨雙手、清潔工作區及用具。
● 將生和熟食物分開處理，以防止交叉汙染。
● 在烹調時澈底將食物煮熟，避免生食。
● 將食物保持在低於 5°C 或高於 60°C 的溫度下。

突如其來的新冠病毒，引起了世人對健康的關注和疾病的擔憂，網路或坊間訊息不免夾雜了

些誤區，譬如謠傳食物會傳播病毒不就是嗎？事實上迄今為止，全球並無新冠患者是因通過飲食而感染的病例。

充 電 站

病毒檢測有個客觀的指標叫「循環數閾值」（Cycle threshold value，簡稱 Ct 值）。Ct 值越大，譬如高於 30 或者 35，說明汙染量越小，含有活病毒的概率就越低；惟若小於 30 則表示汙染量比較大，有活病毒的可能性就會高一些，不過也還得需要長期反覆接觸，才有可能造成感染。

以菌群為出發點的
新冠期膳食

新冠病毒流行至今，治療選擇依然有限，吾人需要採取安全有效的干預措施來防備、降低易感性和減輕疾病的嚴重性，仍是目前當務之急！

香港中文大學在歐洲《食品科學與技術趨勢》（Trends in Food Science and Technology）雜誌刊載一篇綜述文章，探討了益生菌、益菌生以及飲食方法，在預防和降低對新冠病毒易感性方

面可能帶來的保護作用。

　　這篇題名「新冠肺炎大流行期間的益生菌、益菌生和飲食方法」的評論，內容摘要如下：

- 腸道微生物群的完整性，在新冠病毒感染中受到干擾，並與疾病嚴重程度相關。
- 在腸道通透性增加和腸道細菌多樣性降低的潛在合併症受試者中，觀察到新冠病毒感染者的預後不良。
- 膳食微生物（Dietary microbes）包括益生菌或益菌生，對其它形式的冠狀病毒具有抗病毒作用，並可在新冠病毒感染期間，對宿主免疫功能產生積極影響。
- 全球科學家和臨床醫生正在研究腸道微生物組與新冠肺炎易感性之間的關係，並評估各種益生菌菌株通過不同機制，降低病毒載量的作用。
- 遵循多元化的地中海飲食模式，減少飽和脂肪酸、加工肉類和精製糖的食用，有利調節腸道

菌群多樣性，維持菌相平衡，提升免疫能力。

● 有越來越多的證據表明，維生素 D 不足與新冠肺炎死亡率之間存在關聯性，建議有缺乏風險的人（日曬不足者）補充適量的維生素 D。

　　新冠病毒感染與免疫功能障礙和腸道菌群改變有關，腸道微生物組的干預措施出師有名，惟因腸道微生物組的個體間差異性，療效不可能都是一個樣的。

新冠疫情流行期間的
飲食建議

　　營養學家認為：感染新冠病毒的人，營養狀況是最佳預後的關鍵因素，可以確定病情的臨床嚴重程度。

　　巴西學者搜索了全球為因應新冠疫情而出的相關營養指南和官方文件，共計十三篇，並對不同的內容作了彙整和評述，文章投登在英國《營養評論》（Nutrition Reviews）月刊上。

他們的總結足供參處，茲摘要如下：

- 有近 70% 的文獻鼓勵食用水果、蔬菜和全穀物食品；31% 則強調了礦物質和維生素（如鋅、硒和維生素 C、A 和 E），均對維持功能良好的免疫系統非常重要。

- 幾乎有三分之一的文獻鼓勵減少富含糖的產品和動物源性食物，以降低飽和脂肪的攝入量，而建議在飲食中加入低脂乳製品和健康脂肪（如橄欖油和魚油），並推薦醬汁、香料和香草作為鹽的替代品。

- 所有文獻都認為膳食補充劑與預防新冠病毒無關，惟其中維生素 C 和 D、鋅和硒等，或有益於呼吸道病毒感染者和風險人群，以及缺乏相關營養者。

- 建議喝水或保持充足的水合作用。水對於細胞穩態、腎臟功能、體溫控制、情緒調節、認知功能、胃腸和心臟功能以及預防頭痛均至關重要。

- 所有文獻均未建議將維生素 D 作為新冠病毒的預防療法，但其缺乏可與糖尿病和肥胖等代謝疾病有關，再者或也有益於疫情「離群索居」期間的骨量維持。

- 母乳對孩子免疫功能有益，即使母親確診新冠病毒感染，也應鼓勵母乳餵養，不過需要做好衛生防護。

西式飲食
不利於抵抗新冠肺炎

今天隨着新冠病毒的爆發，身體免疫力再次成為大家討論的話題，而膳食自然也就成為關注的焦點了。

美國俄亥俄州立大學在《大腦、行為和免疫》（Brain, Behavior, and Immunity）期刊上撰寫了篇名「營養對新冠肺炎敏感性和長期後果的影響」文章。茲摘要如下，以供參考：

- 高飽和脂肪、糖和精製碳水化合物飲食（統稱為西式飲食）的高消費率，導致肥胖和第二型糖尿病的流行，並使這些人群增加罹患嚴重新冠肺炎和死亡的風險。

- 西式飲食會抑制後天性免疫系統中的 T 和 B 淋巴細胞功能，削弱戰力，同時激活了先天性免疫系統，導致慢性炎症和宿主防禦病毒的能力受損。

- 新冠肺炎點燃的外周炎症，會在易受傷害的個體中引起過度且持續的神經炎症反應，可能對康復者產生長期的影響，導致癡呆和神經退行性疾病等慢性病。

- 為了減少對新冠肺炎的易感性及其長期併發症，建議避免西式飲食，並攝入充足的纖維、全穀物、不飽和脂肪和抗氧化劑來增強免疫功能。

　　他們認為，現在比以往任何時候更應該注重健康食物的選擇。眾所周知，西式高脂和高糖飲食，可促進慢性代謝炎症，引起諸種常見慢性疾

病，大大影響健康和壽命。這種飲食結構罩不住新冠病毒的氣焰，實不言即可喻也。

《美國臨床營養學雜誌》（American Journal of Clinical Nutrition）上有份報告的數據顯示，在納入近二萬名接受新冠病毒檢測的參與者中發現，健康飲食和新冠病毒感染風降低及新冠肺炎嚴重程度降低相關，不過當把身體質量指數（BMI）和基礎疾病作為控制因素，這種關聯就不再顯著了。

第五篇

生酮飲食
或有助於治療新冠肺炎

生酮飲食的特色就是讓食物嚴重缺乏碳水化合物，強迫身體燃燒脂肪，進而以產生的酮體作為能量來源。

人在生病時都沒啥胃口，其實這是保護身體的一種自然機制。我們須知，食欲喪失或暫時斷食，乃是宿主對急性感染的應對方式，而為了維持病體能量，誘導身體代謝轉變為 β - 羥基丁酸

（ β -hydroxybutyrate）等酮體的產生。

德國 Bonn 大學在《自然》（Nature）期刊發表的一項研究數據表明：

● 由新冠病毒誘導的急性呼吸窘迫綜合症
（ARDS），患者的 β - 羥基丁酸產生和 CD4 輔助性 T 細胞 * 功能均受損。
● β - 羥基丁酸能促進 CD4 輔助性 T 細胞的存活及 γ - 干擾素（IFN- γ ）產生。
● β - 羥基丁酸可作為替代碳源，促進氧化磷酸化 *，產生能量，在維持身體氧化還原平衡中發揮重要的作用。
● 新冠病毒誘導的急性呼吸窘迫綜合症患者 T 細胞耗竭， β - 羥基丁酸可促進肺部病毒感染中的 T 細胞反應。
● 在新冠病毒感染的老鼠中，提供生酮飲食或 β - 羥基丁酸處理，可恢復 CD4 輔助性 T 細胞的代謝及功能，從而降低死亡率。

充電站

* CD4 輔助性 T 細胞是人體重要的免疫細胞，能及早地控制住病毒複製，阻止免疫損傷的發展，乃是愛滋病毒主要攻擊的靶細胞。

* 白血球表面標記的不同，可幫助區分不同亞群的細胞。通常將細胞的表面標記命名為 CD（clusters of differentiation）系統，並加以編號，故現所辨認的標記分子，均以 CD 加上數目以資區別。

* 氧化磷酸化是細胞的一種代謝途徑，因能更高效地釋放能量，幾乎所有的好氧性生物都以三羧酸循環 - 氧化磷酸化作為製造三磷酸腺苷（ATP）的主要過程。

神奇藥物伊維菌素

　　隨著新冠肺炎疫情的逐漸擴大，全球無不致力於在尋找和開發治療的藥物，新藥諸如美國的「瑞德西韋」（Remdesivir）或日本的「法匹拉韋」（Favipiravir），就是大家較常在報紙上看到的了；至於舊藥則有一款名稱「伊維菌素」（Evermectin）的最為引人注目。

　　源頭來自日本土壤放線菌的伊維菌素，乃是

第
五
篇

殺蟲劑阿維菌素（Avermectin）的衍生物，堪稱是一種真正的革命性藥物，它在 1970 年代晚期出現後即被視為動物藥，一直到 1988 年才開始用於治療人類的寄生蟲病。

伊維菌素是當今對抗全球最具毀容性和破壞性的「河盲症」與「象皮病」的剋星藥物，主要也是基於這個理由，在 2015 年度的諾貝爾生理學或醫學獎上，有一半獎金是頒給開發者 -- 日本天然有機物化學家大村智（Satoshi Omura）等人。

茲為因應新冠肺炎的肆虐，醫療界自 2020 年 3 月開始投用伊維菌素後，學者專家們就有了正反兩面意見的爭論。不過，日前大村智團隊曾對伊維菌素治療的臨床觀察，進行了全面審查，他得出的結論就是：優勢的證據表明了死亡率和發病率都顯著降低。

誠然，自從使用伊維菌素來對抗新冠肺炎一

年多來，已計有二十多項隨機臨床試驗（RCTs）的報告了，而在 2021 年的七項統合分析中，有六項發現罹患者死亡率顯著下降，與對照組相比，死亡的平均相對風險降低 31%。尤其是秘魯推動的大規模治療，在該國疫情嚴重的十個州，三十天內超額死亡人數平均就降下了 74%。

從 1980 年代後期迄今，伊維菌素已在全球安全使用了三十七億劑，並且即使在比標準單劑量 200μg/kg 大得多的劑量下，也具有良好的耐受性，故吾人認為理應配合疫苗的接種，聯袂來對付三不五時在「變臉」的狡猾新冠病毒！

第五篇

吃出免疫力的關鍵
在腸道細菌

　　無庸置疑，我們防禦疾病靠的就是免疫系統。今天新冠疫情持續延燒，自我防護的再好，疫苗就算打幾劑，多的是照樣感染，為什麼會這樣呢？主要原因即在個人免疫力的失調以及失能！

　　醫療專家建議大家吃出免疫力，所推薦的食物也都有科研依據，但吾人別忽略了腸道細菌就中扮演的角色！因為那些能改善免疫力的食物，

大都需要靠它們幫忙分解，始克發揮效應。

現已知道，腸道細菌與宿主的免疫系統關係密切，雙方存在着多種方式的相互作用。菌群對宿主先天性和後天性免疫的訓練和發育，可起到關鍵作用，而免疫系統也在宿主—菌群共生穩態的維持中，擔當着重責大任。

飲食攝入與免疫系統和菌群相關，《免疫》（Immunity）期刊有篇加州大學舊金山分校的論文，題名「解構飲食—菌群—免疫的互作機制」，就將飲食、菌群與免疫反應之間的常規互作分為六種方式：

- 飲食改變宿主代謝產物，以影響具有免疫調節功能的菌群。
- 飲食改變具有免疫調節功能菌群的適性。
- 飲食改變菌群的組成及活性，以塑造免疫力。
- 菌群的飲食代謝產物，通過宿主的受體信號，

改變免疫反應。

● 菌群改變宿主對具有免疫調節功能的飲食組分代謝。

● 免疫系統塑造菌群，以改變菌群對具有免疫調節功能的飲食組分代謝。

　　由上觀之，腸道細菌才是吃出免疫力的關鍵所在！若宿主三餐能以具有免疫賦活作用的細菌（例如雙歧桿菌和阿克曼氏菌等）喜愛的食物為主，少葷多素，那或將是一條通往維護免疫力的終南捷徑！

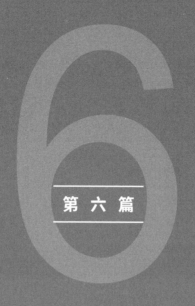

新冠肺炎的
共病症療法

新冠病毒因傳染力強,在人群中並無分佈特點,故各年齡階層都有可能中箭落馬!不過從這兩年多來的臨床觀察得知,更易感染的群體除了耆耄老者之外,就是原本已有三高、肥胖、心肺和腎臟等等慢性疾病的人了。新冠肺炎患者各種併發症的危重程度,即主要與下述這些在染疫前就已存在的共病症息息相關。

讓人猝死的心臟病

我們知道，心臟病的發作非常地快，但心臟病的發展則是需要時間的。心臟的健康關鍵在動脈，大約 80% 的心臟病發作，乃因動脈裡的斑塊突然破裂而造成！

現將歷來對心臟病防治頗有益處的自然療方臚列於下：

- 天然魚油——Omega-3 脂肪酸富含二十碳五烯酸（EPA）、二十二碳六烯酸（DHA），能減少三酸甘油酯（俗稱中性脂肪），使血管更有彈性，也可穩定心跳，降低心律不整猝死的危險。

- 輔酶 Q10——能提高能量產生，維持氧氣向心臟組織輸送，並有助於阻止低密度脂蛋白膽固醇（LDL）（俗稱壞的膽固醇）的氧化。

- 牛磺酸——其佔有心臟細胞中全部游離氨基酸的 50%，可抑制血小板凝集，增強心肌收縮作用，調節心跳。

- 精氨酸——乃是保護心臟血管的一氧化氮前趨物質，能疏通周邊血管，提高心臟血液的輸出量。

- 維生素 B 群——高水準的同型半胱氨酸（Homocysteine）是心血管疾病的獨立危險因子。維生素 B_6、B_{12} 和葉酸能轉化降低其濃度。

- 維生素 E——可促進末梢血管擴張，防止血液凝固，改善血液循環，有助於應對心絞痛或心律不整。

第六篇

當代腸道細菌研究已經證實，不同的腸內細菌組合與心血管疾病有密切關聯。源自腸道細菌的代謝物 —— 氧化三甲胺（Trimethylamine oxide）水準，與將來心臟病發作等事件之間存在相關，即便在向來無心臟疾病危險因素者中也是如此。

紅肉中的肉鹼或雞蛋中的膽鹼，兩者都會被腸道細菌利用，最後生成促使動脈硬化的氧化三甲胺。研究指出，血液中該物質含量最高者與最低者相比，前者罹患一種心血管疾病的機率要高出 2.5 倍。

長期以來，肉鹼和膽鹼一直是被公認的營養補充品，它們可改善大腦功能、降低膽固醇與維護心臟健康，故吾人倒不必因噎而廢食，只要能控管好腸內的菌叢，儘量減少具有脫氨酶活性的細菌即可，日常飲食若能以「少葷多素」為主就做對了！

由於氧化三甲胺與血脂之間關係密切，今天檢驗血液中氧化三甲胺水準，乃系預測心臟病和卒中的有效方法，就算對查不出風險因素的人群來說，同樣是適用的。

血脂異常的高血脂

　　高血脂症是指血液中的膽固醇與三酸甘油酯等濃度高於正常的數值。 不過吾人須知，身體一定要有充足的膽固醇，才能維持正常的生理機能，譬如說，製造荷爾蒙或者是合成維生素 D 等都需要膽固醇的。

　　研究指出，95% 的膽固醇是由體內生成的，並非從高膽固醇食物直接攝取而來。換言之，攝

食高膽固醇食物與身體內膽固醇含量,兩者之間可無直接關聯,但與各人體內合成膽固醇的效率有關,若擔心吃下的高膽固醇食物會影響健康,不妨多補充能抑制體內膽固醇合成的食物以資防範。

其實,我們平時也可不必去在意總膽固醇(TC)的數值,只要總膽固醇除上高密度脂蛋白膽固醇(HDL)的比值在 5 的數字以下(最好是 3),大概就不會有罹患腦心血管疾病的風險了。

歷來公認的高血脂症自然療方有下列選項:

- 紅麴 —— 含有天然的司他汀(Statin),堪稱最佳血管清道夫,其系由紅麴菌和糯米發酵而成,能抑制體內膽固醇合成的關鍵酵素。
- 天然魚油 —— Omega-3 脂肪酸可提升高密度脂蛋白膽固醇,以及有效降低三酸甘油酯的水準。
- 維生素 B 群 —— 能降低血中同型半胱氨酸的濃

度，減少身體損傷的累積。

- 維生素 C——可促進膽固醇代謝分解為膽酸；能使血管壁有彈性，防止血栓。

- 卵磷脂——提取自大豆，其內含有膽鹼，乃為一種分解膽固醇的強力乳化劑。

- 酵母硒——硒是在任何降低膽固醇的處方中均不可或缺的成員。

- 輔酶 Q10——服用司他汀類的降膽固醇藥物，會使體內這種涉及能量生產的酵素減少，故得從外補充之。

　　許多研究指出，腸內的有益細菌能經由四個手段來降低膽固醇：

- 分泌短鏈脂肪酸，抑制膽固醇生成。
- 轉化膽固醇，同時將之排出體外。
- 分解結合型膽汁酸，減少其被肝臟回收利用。
- 同化吸收膽固醇，以獲取生長的能量。

相對於健康者，高血脂症患者無論是血清裡的總膽固醇、低密度脂蛋白膽固醇或三酸甘油酯，都是與腸道的有益菌群呈現明顯負相關的！

並非單純疾病的高血壓

　　血壓是血液經過循環系統時，施加給動脈的總壓力。心臟為啥得要這麼用力？當心臟送出來的血量大，或是末梢的血管周邊阻力變大時，就會導致動脈血的壓力變大了。

　　眾所周知，高血壓會造成心、腦、腎以及眼睛等器官的損傷，更是腦心血管疾病的首要危險因素！因大部分高血壓是由周圍血管阻力太大所

引起，故改善血管結構、血管功能與血液黏稠度，即能顯現出效果的。

　　下列所舉營養補充劑都是有利於高血壓的防治：

- 銀杏──能活化血小板，避免血液凝結，並促使血管擴張，增加血液的循環。
- 維生素 A 與 D──具有調節血壓的效果，其在血漿濃度降低時，發病率就會上升。
- 輔酶 Q10──高血壓患者大都缺少這種抗氧化劑，其有改善血管壁，調整血壓的功能。
- 天然魚油──富含 EPA、DHA 的 Omega-3 脂肪酸，能潤滑血管，有助於降低血壓。
- 納豆激酶──枯草桿菌發酵的黏性物質，可溶解血栓，疏通血管，促進血液流動。
- 紅麴──其代謝物中的伽瑪氨基丁酸（γ-Aminobutyric acid，簡稱 GABA）能使血管擴張，血管壁細胞排列整齊，彈性增加。

● 鈣鎂錠劑 —— 有調節並舒張血管平滑肌，降低血壓的作用。

腸道細菌防治高血壓的機制：

例如，釋出抑制血管緊張素轉化酶的肽類和 GABA 等降壓的活性物質；又如，生成的短鏈脂肪酸，除可緩解血管炎症外，也能促進礦物質吸收，有利血壓調節；再如，它們還可增加血管內皮一氧化氮合成酶的活力，製造一氧化氮，從而減少全身血管的阻力。

這些年來科研界已先後篩選出十幾株有降壓作用的乳酸菌，其中最具代表性的即瑞士乳酸桿菌（Lactobacillus helveticus），現已應用在生產優酪乳上了。

凌遲健康的糖尿病

　　糖尿病是一種以胰臟無法產生足夠胰島素，或細胞對胰島素不敏感為特徵的疾病。它會破壞全身各處的血管，包括腦部、心臟、腎臟、眼睛以及腿部，委實堪謂「凌遲」健康最行的高手！

　　我們要知道，血糖問題的核心就是胰島素抵抗，只要檢測空腹胰島素值，即可提早預告糖尿病快上身了。不過，若要正確判斷出是否已經罹

患糖尿病，光是檢測血糖值是不夠的，還得依據所謂的「糖化血色素」值方為靠譜！

糖化血色素乃是血液裡的葡萄糖黏附在紅血球的血紅素上而形成的，血糖越高，糖化血色素的濃度也就越高。紅血球上面黏附多少葡萄糖，檢測糖化血色素即等同掌握了最近三個月的血糖平均值。

糖尿病防治的終極目標，無非就是在控制血糖。以下所列都是具有代表性的糖尿病自然療方，無妨善加利用：

- 酵母鉻 —— 鉻為胰島素發揮作用的必須輔助因子，匱乏時會影響血糖濃度；血糖過高也會增加其流失量。
- 硫辛酸 —— 能提高細胞對胰島素的敏感度，有效治療糖尿病的併發症，若與伽瑪亞麻酸（γ-Linolenic Acid，簡稱 GLA）共用最好。

- 維生素 C——其因與葡萄糖競爭被身體吸收的相同通路，故糖尿病人特別需要這種營養素。
- 維生素 B 群——有助於糖類代謝，降低身體對胰島素的需求，維護正常的神經功能。
- 輔酶 Q10——乃是血糖代謝不可或缺的一類抗氧化劑。
- 檸檬酸鎂——身體需要用鎂來製造胰島素，胰島素抵抗絕對與這種元素的消耗減少有關聯。

糖尿病與腸道菌之間的關係，現已昭然若揭了。雙歧桿菌屬、擬桿菌屬、柔嫩梭菌、阿克曼氏菌（Akkermansia muciniphila）和羅氏菌屬（Rothia）與其成負相關；瘤胃球菌屬、梭桿菌屬和布勞特氏菌（Blautia）則成正相關。

由於患者腸內有益細菌的數量顯著降低，故透過益生菌或益菌生微生態製劑增加好菌，同樣是可以改善病情的。因為：

- 好菌是分解糖類的高手，能減少葡萄糖吸收。

- 好菌產生的多糖類黏稠物質會抑制血糖升高。

- 好菌製造的短鏈脂肪酸能促進礦物質的利用。

- 好菌會調節自律神經，使血糖不致異常飆高。

人人不愛的肥胖症

　　肥胖症是指體脂肪累積過多而對健康造成負面影響的身體狀態，可能導致壽命減短與各種健康問題。

　　一般的減肥方式都以限制卡路里開始，其實節食挨餓只會降低身體的新陳代謝，攪亂腸道微生態，反而得不償失，我們身體會因為恐慌而「飢不擇食」，接收了吃下的任何食物，並迅速將其

作為脂肪儲存起來！

眾所周知，所謂「身體質量指數」（BMI）向來是衡量過重或肥胖與否的依據，惟用來評斷個人有無過重和肥胖，這個公式並沒那麼有幫助，因為 BMI 計算方法不能區別脂肪與肌肉，故就個人來說，若要估量自身健康狀況，體脂肪率（即將脂肪含量用其佔總體重的百分比的形式表示）可會比 BMI 客觀多了！

肥胖是世界性的流行病，今天全球減肥瘦身的手段何其多！以下所挑列的營養補充劑，乃是早已被公認的利器：

● 左旋肉鹼 —— 能恢復褐色脂肪細胞活力，幫助燃燒脂肪，降低血液中脂肪水準，若與共軛亞麻油酸（Conjugated linoleic acids，簡稱 CLA）配伍最好。
● 丙酮酸鈣（Calcium pyruvate）—— 在蘋果中即

含有之。其不但能燃燒脂肪，也可限制脂肪吸收，有效減輕體重，並有增強心臟肌肉的功用。

- **天然魚油** —— 在減肥過程中補充好油非常重要，因為 Omega-3 脂肪酸能夠全面平衡脂肪的攝入。

- **維生素 C** —— 可以促進脂肪燃燒，並刺激去甲腎上腺素分泌，抑制食欲，消除飢餓感。其在血液含量越高，體內脂肪含量就越低。

- **膳食纖維** —— 能產生飽足感與短鏈脂肪酸，促進血糖和血脂調節，有利於體重的減輕。

我們須知，減肥失敗的關鍵即在於大家忽略了腸道細菌居中所扮演的角色！ 腸道細菌不僅會幫助宿主從食物中獲取額外的能量，更且能直接調控宿主脂肪存儲組織的基因表現活性，而增加了脂肪的囤積。

現已發現腸道細菌所產生的一種名為 δ —三甲銨基戊內鹽（Delta-valerobetaine）的物質，其

化學結構與三甲胺（TMA）的前體 γ —丁醯甜菜鹼（Gamma-butyrobetaine）相似，該代謝物多寡決定了宿主的胖與瘦。這種隨年齡增長而升高的物質，還能損害大腦的認知功能！

不過，腸道細菌存在個體差異性，每人所帶有的種類與比例不盡相同，因而供給宿主的能量也就大小有別，這即同樣的食譜，有人採用了長胖而有人不會的道理。

無法逆轉的肺氣腫

　　肺氣腫常見於中老年人身上，系指肺部細支氣管、肺泡管、肺泡囊等呼吸道彈性減弱，充滿氣體，因過度膨脹破裂，而造成的呼吸道障礙疾病，嚴重的話甚至會引發心肺衰竭！

　　一般咸認，長期吸煙與暴露在空氣污染環境，乃是引起肺氣腫的主要原因，其它還包括有職場的粉塵和呼吸道感染等因素。

我們須知，肺氣腫對肺泡等的破壞是不可逆的，當前常規療法也只能利用類固醇等藥物，來予控制和緩解病情而已。因此另求其它處方，以補主流醫學之不逮，其實也是很自然的事。

以下所列舉的營養補充劑足資參處：

- 維生素 A——有助於黏膜組織的修復。
- 維生素 D——若其匱乏時會加重病情！
- 乙醯半胱氨酸——能阻礙肺部黏液的生成和積聚，有效改善病情。
- 輔酶 Q10——加強能量產生，清除氣管氧化壓力，改進呼吸表現。
- 槲皮素（Quercetin）——可穩定肥大細胞，並控制表現炎症反應基因的蛋白質。
- 鈣鎂錠劑——能舒緩氣管平滑肌的收縮，預防感染。

古人早已認識到「肺與大腸相表裡」，中醫

「肺病治腸」與「腸病治肺」的理論，在二十一世紀的今天，都已被科研界驗證了，而箇中關鍵就在腸道細菌！

中外研究一致指出，呼吸系統和腸道細菌兩者之間，存在有顯著的關聯性。例如動物實驗即顯示，當老鼠的腸內菌群被抗生素清除後，其免疫功能就會受到損害，導致感染流感病毒的風險大大提升，但再重新建立起老鼠腸道的黏膜免疫反應後，呼吸道的感染症狀就明顯改善了。

又如，臨床研究發現，肺氣腫患者腸道製造氫氣的細菌特別多，而能消耗氫氣的細菌不是缺乏就是沒有，菌群嚴重失調！

由此推知，若通過微生態療法來輔助呼吸道疾病的防治，理應對病情是會有更大改善空間的！

隨時發作的哮喘病

哮喘（又稱氣喘）是一種發生在肺部的炎症性氣管阻塞疾病，患者很容易受到外來物質刺激而導致支氣管的收縮或痙攣，常見症狀就是喘息、咳嗽、胸悶和呼吸困難等。

哮喘病的生成主要是由於環境因素，大都與過敏息息相關，誘發因子包括了塵蟎、皮毛、花粉、藥物等等不一而足。不過，有的哮喘是由諸

如氣溫變化、空氣汙染或過度運動等觸發的，那就屬於非過敏性哮喘了。

哮喘的發作可能非常迅速，也可能緩慢出現，而且比較容易在晚上發病，尤其是人們熟睡的清晨 3 ～ 5 點之間，此時此刻就比較會危及性命矣。

今天哮喘病並無法根治，只能緩解與控制，還好常規療法能拿來「制」病的有效手段備有不少，患者大可安心就醫。而下列的營養補充劑也能對哮喘治療提供有益協助：

- 天然魚油——Omega-3 脂肪酸能對治體內發炎，減少炎症性物質的產出。
- 槲皮素——可穩定肥大細胞，並控制表現炎症反應基因的蛋白質。
- 乙醯半胱氨酸——能阻礙肺部黏液生成和積聚，對呼吸道疾病有效。
- 輔酶 Q10——可加強能量產生，清除氣管氧化

第六篇

壓力，改善呼吸的表現。

● 檸檬酸鎂——乃是天然的支氣管鬆弛劑，能促使氣管的通暢無阻。

● 得舒飲食（Dietary Approaches to Stop Hypertension，DASH diet）——可降低多種血清炎症標誌物的濃度，緩解哮喘。

　　今天涉及哮喘的腸道細菌科研文獻多見，都表明了過敏症是微生態失調的一個重要指標！莫拉氏菌屬（Moraxella）占優勢的兒童，發展為嚴重哮喘惡化的風險最高；棒狀桿菌屬（Corynebacterium）的相對豐度與哮喘失控和嚴重惡化呈負相關。

　　研究指出，生命早期腸道「正常菌叢」若沒形成（例如剖腹產兒），就會增加日後過敏的機率（例如哮喘），而且過敏疾病的發生、發展和腸內有益菌的數量減少密切相關，可見益生菌製劑顯然也是一帖防治哮喘病的良方！

無感的腸道滲漏綜合症

腸道屏障是身體內部的第一道防線，素有「體內皮膚」之稱的腸壁，乃由柱子形狀的細胞所構成，大自然的設計真地奧妙，同時昭示了我們腸道屏障的重要性！因若是其它細胞形狀，就無法緊密地排列連結在一起了。

腸道屏障具有高度的選擇性，在正常情況下，只會允許充分消化的食物顆粒，通過細小的多孔

性腸膜，並阻止包括微生物在內的任何有害物質進入循環系統。若一旦腸道的通透性增加，也就是說腸壁易於穿透的話，那事情可就大條了，因為這就是腸道滲漏症的開始！

由於腸道的滲漏屬於細胞層面的變化，不痛不癢，除非去醫院做檢測，否則一般是感覺不到的，故主流醫學向來就不重視。大家須知，身體內部發炎乃是慢性疾病幕後的推手，這個觀點醫界已有共識，腸漏正就是引起全身性炎症反應的主要原因！所以與腸漏症攀親帶故的病痛非常地多，特別是那些很難搞定的疑難雜症，譬如說自身免疫性疾病。

腸漏症的起因多端，諸如飲食失當、消化不良、營養缺乏、長期壓力、濫用藥物、醫療行為和環境毒素等等都是緣由，惟最關鍵的則是菌群失調！其實上述的原因不也是都在破壞腸道的菌相平衡嗎？

現代醫學雖無防治腸漏症的特效藥，但下列的自然療法卻足供參考：

- 微生態調節劑 —— 服用益生菌和益菌生製劑，增加腸道好菌，抑制壞菌滋長，保護腸壁。
- 攝取膳食多酚 —— 膳食多酚例如類黃酮，乃是益菌因子，能調節好菌生長，優化腸道菌群的結構。
- 善用抗生素 —— 有必要時採取抗生素選擇性調整，清除腸道過量的腸桿菌科細菌和真菌。
- 營養補充劑 —— 利用谷氨醯胺、精氨酸、天然魚油、維生素 C、維生素 A 和螯合鋅等修補腸膜細胞。

檢測腸道是否滲漏有幾種探針，最簡易的方法就是藉由口服單糖 —— 同位素標記 13C- 甘露醇，或者雙糖 —— 乳酮糖和三氯蔗糖後，再適時測量排泄的尿液即可得知。

第六篇

這三種糖都是不會被消化吸收的醣類，甘露醇在攝入後 0 ～ 2 小時採檢，乳酮糖要等 2 ～ 8 小時，三氯蔗糖則是 8 ～ 24 小時。

愛鬧彆扭的腸躁症

在臨床上，腸躁症是最常見的一種腸道功能紊亂失調症，罹病率女性多於男性，其典型的症狀就是便秘和腹瀉交替出現，而腹瀉比便秘更為多見！

腸躁症病因難找，只能對症治療，下列營養補充劑行之有年，效應可期，足以採信：

- 天然魚油——利用 Omega-3 脂肪酸抗發炎和抗過敏的作用，來降低或緩解不適的反應。

- 谷氨醯胺（Glutamine）——可說是種完美的營養素，可以提供腸道細胞的營養，修復黏膜上皮細胞。

- 車前籽殼（Psyllium husk）——素有「纖維巨人」之稱，能使糞便容積增大變軟，易於排出，適合便秘型的患者來食用。

- 綜合營養素——應含各種維生素和礦物質，俾快速補充身體流失的養分，適用於腹瀉型的患者。

- 低 FODMAP 飲食——短期全面禁止所有發酵性碳水化合物的攝取。FODMAP（Fermentable Oligo-, Di-, Mono-saccharides And Polyols）指的即是發酵性寡糖、雙糖、單糖和糖醇等。

今天胃腸科醫師在診治腸躁症時，除了開立藥方外，也大都會建議患者要吃益生菌，這是非常正確的！

流行病學的研究顯示，感染性腸胃炎患者容易發展成腸躁症；患者也大都存在著小腸細菌過度生長的現象，這都表明了腸道菌群失調與腸躁症的關聯性。

　　歷來醫學家們提出的腸躁症致病觀點，包括腸道動力異常、腦腸軸線紊亂、腸道屏障受損、腸道隱性發炎以及食物過敏反應等等，腸道細菌在這些成因中可都扮演了穿針引線的重要角色哦！

第六篇

或少口福的消化性潰瘍

消化性潰瘍是一種胃的內壁或小腸的起端十二指腸出現破損和潰爛的疾病。最常見的臨床症狀就是噁心、腹痛、腹脹、噯氣、食欲不振以及體力下降等。

引起消化性潰瘍的原因很多，一般怪罪幽門螺旋桿菌並不正確，細菌也只是湊上一腳而已，其實包括食物、菸酒、藥物和壓力等成員也都是

發起或參與「病」變者。

今天主流醫學大都用「三聯療法」對治消化性潰瘍，即聯合使用兩種抗生素來殺滅幽門螺旋桿菌，再加上一種抗酸藥或胃黏膜保護劑。

不過下列的營養療方，建議也可擇而嘗試：

- **甘草根萃取物** —— 胃酸逆流會傷害食道黏膜，這種已去除了甘草甜素的天然抗酸劑，可以保護食道，防止發炎潰瘍。
- **槲皮素** —— 乃對身體具有多方作用的黃酮類化合物，能防止脂質氧化，保護管壁黏膜雙層。最好與鳳梨酵素共用。
- **包心菜汁** —— 堪稱最天然的谷氨醯胺，業經科學驗證的抗酸傳統偏方，可與其它的蔬菜汁稀釋後飲用。
- **肌肽鋅** —— 乃是鋅離子與肌肽的螯合物，在對治胃酸逆流和胃潰瘍上，國際向來就已有口皆

碑了。

● **飲食禁忌**——儘量遠離尼古丁、酒精、咖啡、洋蔥、大蒜、番茄以及柑橘類水果等，因為它們都會增加腹腔對食道下括約肌的壓力。

現已證實益生菌製劑能抑制幽門螺旋桿菌的過度繁殖，甚至殺滅它們；若搭配三聯療法也有加乘效果，而且副作用顯著減輕！

今業經驗證對防治消化性潰瘍有益的專利乳酸桿菌菌株如下：

● 羅伊氏乳桿菌 DSM17648、LR-G100
● 唾液乳桿菌 AP32
● 植物乳桿菌 CN2018、LPL28
● 約氏乳桿菌 MH68、LJ88
● 乳雙歧桿菌 Probio-MB
● 嗜酸乳桿菌 TVCA06
● 鼠李糖乳桿菌 F-1

不好搞定的炎症性腸病

　　腸道炎症性疾病主要有兩種類型：潰瘍性結腸炎和克羅恩氏病（Crohn's disease）。前者只會出現在大腸部位，而後者雖被稱為「節段性迴腸炎」，但可發生在消化道任何地方。它們症狀非常相似，同樣會腹瀉、腹痛、大便帶血、疲乏、發燒、食欲減退以及體重下降等，若不經細查，還真很容易就混淆了。

因為兩者都屬於自身免疫性疾病，很難治好，今天醫學能做到的也就只有控制與緩解病情罷了。以下所列舉的對治手段，與前文腸躁症類似：

- 微生態製劑——增加腸道有益菌，改善菌群結構，促進丁酸等製造，保護黏膜細胞。
- 谷氨醯胺——其乃是維護消化道健康的重要關鍵，可提供腸道能源，修復損傷的黏膜。
- 天然魚油——Omega-3 脂肪酸有助於抑制體內產生炎症的化學反應，並能降低罹患大腸癌的風險。
- 綜合營養素——炎症性腸病患者較難維持自身的營養水準，很有必要從外補充營養素，特別是維生素 D。
- 飲食禁忌——盡可能遠離含硫食物，例如蛋類、乳製品以及花椰菜等十字花科蔬菜。

我們現已知曉，腸道細菌連全身的健康都會影響到了，所以腸道疾病與腸道細菌有高度關聯

性，不言可喻也。

研究指出，腸道細菌在炎症性腸病的始動和持續上起到關鍵作用。炎症性腸病患者與健康人的腸內菌群存在不同，正常菌叢的種類和數量發生很大改變，克羅恩氏病患者腸內生物多樣性降低至 50%，而潰瘍性結腸炎患者更下降到 30%！故若說菌群失調乃是炎症性腸病的主要原因，實也不為過。

今天通過微生態療法對治炎症性腸病，已為主流醫學所全盤接受。不過我們須知，在疾病發作期間不要服用益生菌製劑，那只會火上加油，惡化病情，惟有在症狀暴發前的靜止期來攝取，才會見到效果！

第六篇

肝包油的脂肪肝

　　如果肝臟的脂肪或三酸甘油酯含量超過肝臟重量的 5% 以上，那就是所謂「肝包油」的脂肪肝了。患上脂肪肝者大都沒有自覺症狀，只有很少數人會感到疲倦、上腹飽脹或隱痛，因此這種疾病常被人輕忽。

　　脂肪肝有酒精性脂肪肝與非酒精性脂肪肝之分，前者只要不想逞強當「酒國英雄」，戒酒有成

就好辦多了；後者非酗酒造成，病因一籮筐，不易搞定。

非酒精性脂肪肝全球分佈廣泛，乃是今天最常見的肝病之一，若置之不理或會演變成脂肪性肝炎、肝纖維化以及肝硬化。因其常與新陳代謝綜合症——即肥胖和三高等症狀併存，故可以視為代謝綜合症的肝臟表現。

迄今為止並無直接治療脂肪肝的藥物，下列的營養補充劑就顯得意義非凡了：

- 維生素 B 群——能提供肝臟解毒反應的所有輔助因子。
- 左旋肉鹼——體內脂肪代謝和能量製造不可或缺的物質，最好能與維生素 C 共用。
- 天然魚油——Omega-3 脂肪酸可降低三酸甘油酯，改善肝臟的浸潤情形。
- 輔酶 Q10——增加細胞內腺粒體的功能，促進

第六篇

脂肪分解。

- 卵磷脂 —— 有助於健康肝臟的細胞膜形成和脂肪代謝。
- 大麥苗粉 —— 富含抗氧化酶，對急性肝損傷和慢性肝病變都有保護功能，可減輕肝臟的負擔。
- 十字花科蔬菜 —— 富有吲哚化合物，能幫助對抗肝脂肪變性和炎症。

　　現已知道，非酒精性脂肪肝的發病機制涉及了胰島素抵抗、小腸細菌過度生長、內毒素血症和腸道滲漏綜合症等，這些環環相扣的因素，都已證實與腸道菌群的失調有著千絲萬縷的關聯。

　　所以微生態療法對脂肪肝的防治是可以期待的：例如，有益菌能修復腸漏，阻止內毒素血症以及炎症的發生；又如，有益菌能控制小腸細菌過度生長，減少毒性物質產生而傷害肝臟；再如，有益菌能幫助減少脂肪酸沉積肝臟，降低氧化等壓力指數。

喪失功能的淨化器官

腎臟可說是人體的淨化器，當一個人的腎臟功能已嚴重衰退或完全喪失，無法再排出體內的有害物質時，那就得靠洗腎救命了。

眾所周知，洗腎可分血液透析和腹膜透析兩種，前者就是俗稱的「洗血」，後者則說是「洗肚子」。目前最常見的還是血液透析，因為腹膜透析得自行操作，體內也要留置永久性的導管，發

生感染的風險相對較高，患者大都視之為畏途。

臨床觀察表明，洗腎患者通常會出現下列幾種症狀：

- 便秘——因常得服用有利於磷、鉀排泄的藥劑，導致腸道環境改變而便秘。
- 貧血現象——因腎功能低下，腎臟分泌紅血球生成素的量減少，久之自然會造成貧血。
- 血脂異常——因患者體內脂肪分解酵素的活性較低，血清脂蛋白不同於常人，易得心血管病變。
- 營養流失——因在治療過程極易帶走身體所需要的營養素，例如水溶性的維生素 B 群。
- 皮膚搔癢——因腎臟的衰竭，血中積累的有毒物質會刺激神經末梢，引起搔癢症。

根據國內外的研究，患者在攝取「異麥芽寡糖」（Isomaltooligosaccharide）後，上述狀況可

獲得有效緩解和改善！這款益菌生能改進洗腎患者病情的機轉，簡而言之，即在於其促進了腸內好菌雙歧桿菌等活化增殖的結果。

我們須知，寡糖因化學結構的不同，分成好幾十種，其中異麥芽寡糖則是迄今唯一被應用在洗腎臨床研究上的，事實證明這種寡糖可以使洗腎病患受惠良多！

今天，腎臟疾病與腸道細菌之間的關係已更加清楚了。醫學界早知高血壓、高血糖和高血脂等三高是造成慢性腎病的主要原因，尤其它與心臟病更是難兄難弟，心臟病即是導致洗腎患者死亡的首要因素，這中間腸道細菌可是個舉足輕重的角色呢！因為由它們所轉化而成的氧化三甲胺，若在體內一直處在較高水準上時，就可能引起腎功能的逐漸損傷和衰竭！

腦細胞打結的癡呆症

在醫學上失智症分成好幾個類型，老人癡呆症只是其中之一，它是種進行式的中樞神經系統退化性疾病，最常見的即被稱為「第三型糖尿病」的阿茲海默症。

阿茲海默症早期的症狀並非正常的老年化現象，而是由身體的健康問題引起的，特別是與高血糖、高血壓和高血脂密切相關，所以日常生活

控制好三高的水準非常重要！

　　世界上平均每七分鐘就有一人罹患癡呆症，但所謂「千方易得，一效難求」，本病迄今並無藥可解。現在的常規療法主要是靠乙醯膽鹼酶抑制劑，來減輕症狀和延緩病情發展。以下所列營養補充劑，或可再給防治加上一把勁！

● 銀杏 —— 銀杏葉提取物能改善血液循環障礙，有助治療各型失智症。
● 磷脂絲胺酸 —— 能促進腦細胞膜修復和乙醯膽鹼合成，提升記憶力。
● 輔酶 Q10 —— 可提供神經細胞能量並保護神經細胞，恢復腦部活力。
● 硫辛酸 —— 可保持頭腦敏銳度和強化記憶力，防止大腦退化。
● 維生素 E —— 能促進腦細胞的再生，保護不受自由基的傷害。
● 維生素 B 群 —— 能降低同型半胱氨酸濃度，防

止高同型半胱氨酸血症發生。

● **多攝取富含類黃酮的食物** —— 如茶、蘋果和梨子等。

　　自近幾年來主流醫學接受「微生物－腸－腦」軸線的概念後，腸道細菌及其代謝物質與大腦關係的研究進展神速。

　　現已知道，腸內好菌可產生對大腦有益的化合物，例如腦源性神經成長因子、伽瑪-胺基丁酸、麩胺酸和多種維生素等，也會把食物裡的多酚轉成抗發炎物質來保護大腦。

　　尤其是證實了失智症的發病與菌群失調有關聯，同時發現很多神經性的問題，不僅是由於微生態失調的關係，還有一個重要原因，那即腸漏症是也！

更多了解 COVID-19

·摘自「世界衛生組織」網站·

維生素和礦物質補充劑不能治癒 COVID-19。

　　維生素 D 和 C 以及鋅等微量營養素對免疫系統的良好運作至關重要，在促進健康和良好營養狀況方面發揮著關鍵作用。目前沒有關於使用微量營養素補充劑治療 COVID-19 的指導。

　　世衛組織正在協調為開發和評估 COVID-19 治療藥物所做的各種努力。

研究表明羥氯喹寧（Hydroxychloroquine）在治療 COVID-19 方面沒有臨床益處。

　　羥氯喹寧是一種治療瘧疾、紅斑狼瘡和類風濕關節炎的藥物，關於能否將其作為 COVID-19 的可能治療藥物已經進行了研究。

　　目前的數據顯示，這種藥物並不能降低 COVID-19 住院患者的死亡率，對中度疾病患者也無幫助。需要進行更明確的研究，以評

估其在輕度疾病患者中的價值，或在暴露於 COVID-19 的患者中，作為接觸前或接觸後預防措施的價值。

對瘧疾和自身免疫性疾病患者使用，一般是安全的，但在沒有適應症和醫療監督的情況下投放，則會導致嚴重的副作用，應予避免。

地塞米松（Dexamethasone）不適用於所有 COVID-19 患者的治療方法。

地塞米松應留給最有需要的患者使用，該藥對於輕症患者沒有治療改善作用，不應進行囤積。

地塞米松是一種用於抗炎和免疫抑制的皮質類固醇。對於需要使用呼吸器的某些 COVID-19 患者，每日用 6mg 地塞米松治療十天，可帶來健康改善效果。

人們在運動時不應戴口罩。

人們在運動時不應戴口罩。口罩會降低舒暢呼吸的能力。

汗水會使口罩較快變濕，導致呼吸困難，並增進微生物生長。

運動時應採取的重要預防措施是與他人保持至少一米的身體距離。

水或游泳不會傳播 COVID-19 病毒。

COVID-19 病毒不會在游泳時通過水傳播。然而當有人與感染者密切接觸時，病毒就會在人與人之間傳播。

你能做些什麼？避開人群，並與他人至少保持一米距離，即使在游泳或在游泳區域時也是如此。

當你不在水中且無法保持距離時，請戴上口罩。勤洗手，咳嗽或打噴嚏時用紙巾或彎

曲的肘部遮擋口鼻，如果感覺不適，則應待在家中。

COVID-19 通過鞋子傳播的可能性很小。

COVID-19 在鞋子上傳播並感染個體的可能性很小。

作為一項預防措施，尤其是對有嬰幼兒在地上爬行或玩耍的家庭而言，請考慮把鞋子放在家門口。這將有助於防止接觸鞋底上的汙垢或任何廢物。

2019 冠狀病毒病（COVID-19）由病毒引起，而不是細菌。

　　導致 COVID-19 的病毒屬於冠狀病家族的一個病毒。抗生素對病毒起不了作用。

　　有些 COVID-19 患者還會出現細菌感染併發症。在這種情況下，醫療人員或推薦使用抗生素。

　　目前尚沒有經過批准的用來治療 COVID-19 的藥物。如果你出現症狀，請立即就醫。

如果正確佩戴，長期使用醫用口罩不會導致二氧化碳中毒或缺氧。

　　長時間使用醫用口罩會有不適感，但不會導致二氧化碳中毒或缺氧。戴醫用口罩時，要確保口罩密合合適，並保持足夠的鬆緊度，使你能夠正常呼吸。

不要重複使用一次性口罩，口罩一旦變濕就要更換。

以目前台灣的標準來說，口罩是依照國家標準 CNS 正字標記（CNS Mark）作為規範，CNS 的認證標準大致上有以下幾個：

* CNS 14774 :2018 － 醫用面（口）罩 Medical face masks
* CNS 14755 :2011 － 拋棄式防塵口罩 Disposable dust respirators
* CNS 14756 :2003 － 附加活性碳拋棄式防塵口罩 Disposable dust respirators with activated － carbon

一般醫用口罩可提供液體阻抗，於隔離環境或特定患者照護以及疫情防範可行使用。購買時應挑選包裝完整且有明確醫料器材標示之口罩，並確認產品是否通過相關的 CNS 標準。

大多數 COVID-19 患者都可康復。

　　大多數 COVID-19 患者出現輕度或中度症狀，透過支持性治療就可以康復。

　　如果你有咳嗽，發熱和呼吸困難，請及早就醫。

　　如果發熱並住在瘧疾或登革熱流行地區，請立即就醫。

飲酒並不能保護你免受 COVID-19 侵犯，反而可能會帶來危害。

　　頻繁或過量飲酒，可能會加劇健康問題。

熱掃描儀不能檢出 COVID-19。

　　熱掃描儀在檢測發燒者（即體溫高於正常體溫）時非常有效，但不能檢出 COVID-19 感染者。

　　發燒有許多原因。如果需要幫助，請打電話給醫療人員；如果發燒，並且生活在瘧疾或登革熱流行地區，請立即尋求醫護。

在羹湯或其它食物中放辣椒，並不能防治 COVID-19。

　　食物中加辣椒雖很美味，但並不能防治 COVID-19。保護自己免受新型冠狀病毒侵害的最好方法，乃是與他人保持至少一米距離，並經常認真洗手。

　　飲食均衡、補足水分、經常運動和良好睡眠，也有益於維持身體健康。

COVID-19 不會通過家蠅傳播。

迄今為止，没有證據或訊息顯示 COVID-19 病毒能透過家蠅傳播。引起 COVID-19 的病毒主要通過感染者咳嗽、打噴嚏或說話時產生的飛沫傳播。

觸摸受汙染的表面後未洗手，便碰眼睛、鼻子或嘴，也可能導致感染。

為了保護自己，與他人保持至少一米的距離，並對經常接觸的表面進行消毒。還應經常澈底清潔雙手，並避免觸摸眼睛和口鼻。

在身上噴灑漂白劑或其它消毒劑，或攝入這類物質，不能保護你免受 COVID-19 的侵害，反而可能造成危險。

在任何情況下都不要在身上噴灑漂白劑或任何其它消毒劑，以及攝入這類物質。攝入它們可能會中毒，噴灑會對皮膚和眼睛造成刺激和傷害。

漂白劑和消毒劑只能用於物體表面消毒。應將漂白劑和其它消毒劑放在兒童接觸不到之處。

喝甲醇或乙醇和漂白劑不能防治 COVID-19，卻可能非常危險。

甲醇或乙醇和漂白劑是有毒物質，喝下去會導致殘疾和死亡。它們有時被用於清潔產品以殺死表面的病毒，但絕對不能喝下，因不會殺死體內的病毒，卻會傷害內臟。

為了保護自己不感染 COVID-19，可對物體和表面進行消毒，尤其是那些經常接觸到的東西，可以使用稀釋的漂白劑或酒精。

此外，應確保經常澈底清潔雙手，並避免觸摸眼睛和口鼻。

5G 移動網絡不會傳播 COVID-19。

　　病毒不能透過無線電波／移動網絡傳播。COVID-19 正在許多尚無 5G 移動網絡的國家傳播。

　　感染者透過咳嗽、打噴嚏或說話時濺出的呼吸道飛沫傳播 COVID-19。人們也可能會在觸摸被汙染的物體表面後碰觸自己的眼睛、嘴巴或鼻子而受到感染。

曬太陽或在高於 25 攝氏度的溫度下，並不能預防 COVID-19。

　　無論陽光多充足或天氣多熱，你都可能會染上 COVID-19。天氣炎熱國家也出現了 COVID-19 病例。

　　為了保護自己，請務必經常認真洗手，而且不要觸摸眼睛、嘴巴和鼻子。

感染新型冠狀病毒並不意味著會終生攜帶此病毒。

　　大多數 COVID-19 患者都能痊癒，體內不再有此病毒。如果你罹患此病，一定要對症治療。

　　若有咳嗽、發燒和呼吸困難，應盡早就醫。在獲得對症支持治療後，大多數患者都能康復。

能夠屏住呼吸 10 秒或更長時間，而不咳嗽或感到不適，並不意味著你沒有患 COVID-19。

　　COVID-19 最常見症狀是乾咳、乏力和發燒。有些人可能會患肺炎等較嚴重疾病。實驗室檢測是確認是否患 COVID-19 的最好方法。不能用這種呼吸練習來測試，這樣做甚至可能有危險。

COVID-19 病毒可以在氣候炎熱潮濕的地區傳播。

從迄今得到的證據來看，COVID-19 病毒可以在所有地區（包括氣候炎熱潮濕地區）傳播。無論氣候如何，如果你居住在或前往有 COVID-19 疫情的地區，務必採取保護措施。

避免染上 COVID-19 的最好方式就是勤洗手。這樣可以除去手上可能攜帶的病毒，而且還能避免隨後因觸摸眼睛、嘴和鼻子可能發生的感染。

低溫和冰雪不能殺死 COVID-19 病毒。

沒有理由認為寒冷天氣可以殺死新型冠狀病毒或其它疾病。

不管外部氣溫或天氣如何，正常體溫保持在攝氏 36.5 和 37 度左右。勤用含 75% 酒精成分的免洗洗手液或肥皂和清水洗手，乃系保

護自己避免感染 COVID-19 的最有效手段。

洗熱水澡並不能預防 COVID-19。

　　洗熱水澡不能預防 COVID-19。不管你洗澡或淋浴溫度如何，你的正常體溫仍會保持在攝氏 36.5°C 至 37°C 之間。事實上，洗熱水澡時，如果水溫過熱是有害的，可能會燙傷自己。

　　勤洗手是防範 COVID-19 的最好方法，可以清除手上的病毒，避免因手觸碰眼睛、嘴巴和鼻子而可能發生感染。

新型冠狀病毒不能透過蚊蟲叮咬傳播。

迄今為止，沒有任何訊息或證據顯示蚊子可能傳播 COVID-19。

COVID-19 是呼吸道病毒，它主要透過接觸已感染者咳嗽或打噴嚏時產生的呼吸道飛沫，或透過接觸其唾液或鼻涕而傳播。

為保護自己，勤用含 75% 酒精成分的免洗洗手液或肥皂和清水洗手，並避免與咳嗽或打噴嚏者密切接觸。

乾手器對殺死新型冠狀病毒無效。

乾手器不能有效殺死新型冠狀病毒。為了防止自己感染新型冠狀病毒，應該經常用含 75% 酒精成分的免洗洗手液或用肥皂和水洗手。在將手清洗乾淨後，用紙巾澈底擦乾或用暖風乾手器澈底烘乾。

不應使用紫外線燈來消毒手或其它部位皮膚。

紫外線照射會刺激皮膚並損傷眼睛。用含 75% 酒精成分的免洗洗手液或用肥皂和水洗手，是清除病毒的最有效方法。

肺炎疫苗不能預防新型冠狀病毒。

肺炎疫苗如肺炎球菌疫苗和 B 型流感嗜血桿菌疫苗，不能預防新型冠狀病毒。

這一病毒是新的和不同的病毒，需有專門疫苗。在世衛組織支持下，研究人員正在努力開發新型冠狀病毒疫苗。

這些呼吸道疾病疫苗對預防新型冠狀病毒雖無效果，但我們強烈建議接種這些疫苗，以維護健康。

用生理鹽水清洗鼻子不能預防 COVID-19。

　　沒有證據顯示，經常用生理鹽水冲洗鼻子可以防止感染新型冠狀病毒。
　　有一些有限的證據顯示，經常用生理鹽水清洗鼻子，可以幫助更快地從普通感冒中恢復過來。然而經常清洗鼻子並不能預防呼吸道感染。

吃大蒜不能預防 COVID-19。

　　大蒜是一種健康食品，可能有一些抗菌特性。惟從目前的疫情來看，沒有證據顯示食用大蒜，可以保護人們免受新型冠狀病毒的感染。

所有年齡段的人都可能感染新型冠狀病毒。

　　所有年齡段的人都可能受到新型冠狀病毒的影響。年齡較大和患有哮喘、糖尿病、心臟病等疾病的人，感染該病毒的可能性也許更大。

　　世衛組織建議所有年齡段的人採取措施，保護自己免受病毒感染，譬如保持手部清潔和呼吸道健康的衛生習慣。

抗生素不能預防和治療 COVID-19。

　　抗生素對病毒無效，只對細菌有效。

　　COVID-19 由病毒引起，因此不應將抗生素用作預防或治療手段。不過若因 COVID-19 而住院，你或許會接受抗生素治療，因為有可能同時感染細菌。

國家圖書館出版品預行編目 (CIP) 資料

腸道細菌與新冠病毒面面觀 / 姚紀高作 . -- 第一版 . --
新北市 : 文經出版社有限公司 , 2022.10

　　面；　公分 . -- (Health ; 30)

ISBN 978-957-663-810-7(平裝)

1.CST: 腸道微生物 2.CST: 胃腸疾病 3.CST: 冠狀病毒
4.CST: 保健常識

415.5　　　　　　　　　　　　　　　　111014918

Health 0030

腸道細菌與新冠病毒面面觀

作　　　者	姚紀高	
責任編輯	許嘉玲	
校　　　對	姚紀高、許嘉玲	
封面設計	詹詠溱	
版面設計	游萬國	

副總編輯	許嘉玲
行銷業務	李若瑩

出 版 社　文經出版社有限公司
地　　址　241 新北市三重區光復路一段 61 巷 27 號 8 樓之 3 (鴻運大樓)
電　　話　(02)2278-3158、(02)2278-3338
傳　　真　(02)2278-3168
E－m a i l　cosmax27@ms76.hinet.net

印　　刷　永光彩色印刷股份有限公司
法律顧問　鄭玉燦律師

發 行 日　2022 年 10 月第一版
定　　價　新台幣 320 元
Printed in Taiwan